# Medizin,
# Gesellschaft und Geschichte

Jahrbuch
des Instituts für Geschichte der Medizin
der Robert Bosch Stiftung

herausgegeben von
Robert Jütte

Beiheft 71

# Religiöse Heiler im medizinischen Pluralismus in Deutschland

Herausgegeben von Michael Teut, Martin Dinges und Robert Jütte

Franz Steiner Verlag

Gedruckt mit freundlicher Unterstützung der Robert Bosch Stiftung GmbH


Coverabbildung: „Heilende Hände"
Quelle: Institut für Geschichte der Medizin der Robert Bosch Stiftung

Bibliografische Information der Deutschen Nationalbibliothek:
Die Deutsche Nationalbibliothek verzeichnet diese Publikation in der Deutschen
Nationalbibliografie; detaillierte bibliografische Daten sind im Internet über
<http://dnb.d-nb.de> abrufbar.

© Franz Steiner Verlag, Stuttgart 2019
Lektorat: Maike Specht, Berlin
Layout und Herstellung durch den Verlag
Druck: Memminger MedienCentrum, Memmingen
Gedruckt auf säurefreiem, alterungsbeständigem Papier.
Printed in Germany
ISBN 978-3-515-12423-2 (Print)
ISBN 978-3-515-12519-2 (E-Book)

# Inhaltsverzeichnis

# Editorial. Das Spannungsverhältnis von Religion und Medizin

*Martin Dinges / Robert Jütte / Michael Teut*

Religion und Medizin stehen seit alten Zeiten in einer durchaus ambivalenten Beziehung: Es besteht eine gewisse Nähe – ob in griechischen Asklepieia, germanischen oder keltischen Quellheiligtümern –, die durch den katholischen Heiligenkult, oft am selben Ort, überformt wurde. Selbst nach den lutherischen, zwinglianischen und calvinistischen Reformationen nutzten viele evangelische und reformierte Gläubige sicherheitshalber auch noch im 18. Jahrhundert die katholischen Heilangebote in Nachbarterritorien.[1] Sie hatten offenbar Schwierigkeiten mit den Rationalisierungsschüben gegen Wallfahrten und Reliquienkult und wollten sich in akuten Notlagen nicht ganz auf eine Welt ohne Sakramentalien einlassen. Diese Nähe zwischen Religion und Medizin wird in Referaten dieses Heftes mehrfach aufgegriffen.

Deshalb soll hier eingangs kurz die andere Seite der Medaille betont werden, das Spannungsverhältnis zwischen Religion und Medizin. Unsere These ist, dass sich spezifische Schwierigkeiten unserer Spätmoderne mit dem Thema „religiöse Heiler" – die in den Beiträgen implizit oder explizit angesprochen werden – gerade vor diesem Hintergrund besser einordnen lassen.

Das besagte Spannungsverhältnis hat sich keineswegs erst seit dem 19. Jahrhundert herausgebildet. Mochte der heilige Ivo von Chartres (1040–1115) dank erforderlicher Kenntnisse noch unentgeltlich der Heilkunde nachgehen, so war es Priestern seit dem Konzil von Reims 1131 eigentlich untersagt, die Heilkunde auszuüben. Das Verbot musste allerdings mehrfach seit dem Zweiten Laterankonzil 1139 bis zum Konzil von Paris 1215 wiederholt werden. Dies zeigt, wie schwierig die Umsetzung in der Praxis war.

Der Hintergrund dieses Trennungsversuchs war ganz pragmatisch. Grundsätzlich sollten sich Priester durch andere zeitraubende Tätigkeiten nicht von ihrem geistlichen Hauptamt ablenken lassen. Besonders bei Ausübung der (körpernahen) Wundarzneikunst befürchtete man außerdem sittlich bedenkliche und gefährliche Situationen, die sich leicht ergeben konnten. Außerdem war die Handwerkschirurgie eine niedere, unedle Tätigkeit, die dem Ansehen des geistlichen Standes hätte schaden können. Es gab aber weitgehende Dispense für Mönche, Krankenpflegeorden und später auch für die Jesuiten, immer dann die Heilkunde auszuüben, wenn keine Ärzte erreichbar waren. Man sieht: Kirchenrechtlich ist das eine ausgefeilte Kasuistik, mit der man versuchte, eine grundsätzliche Grenze zwischen dem Amt des Seelsorgers und der Tätigkeit des Arztes zu ziehen, indem man die Unterschiedlichkeit

---

1    Zuletzt HANAFI N. 2017. *Le frisson et le baume: expériences féminines du corps au siècle des lumières*. Paris: CTHS 2017, 214.

der Aufgabenfelder betonte, Standesbelange vertrat, die Zölibatäre vor Körperkontakten fernhalten wollte und ansonsten anlassbezogen argumentierte.

Auch aus ärztlicher Sicht gab es z. B. in der Renaissance pragmatische Überlegungen, die für eine Trennung sprachen. Dabei bezog man sich im Wesentlichen auf Probleme der Prognose des Krankheitsverlaufs und unterstrich, es sei besser, wenn Arzt und Seelsorger getrennte Personen seien. Missglückte Behandlungen könnten dann nicht mehr der einen oder anderen Berufsgruppe fälschlich zugeschrieben werden und deren Ansehen schädigen.

Aber die Trennung von Heilkunde und Seelsorge blieb lange unvollständig. So spekulierten noch im ersten, romantisch inspirierten Drittel des 19. Jahrhunderts interessierte Beobachter gerne über die Möglichkeiten geistiger Heilung. Somnambulismus und Mesmerismus florierten, und politisch eher konservativ orientierte Ärzte strebten systematisch nach einer religiösen Fundierung medizinischer Systeme. Ansonsten zielte die Pastoralmedizin bis weit in das 19. Jahrhundert hinein auch auf hygienische Unterweisung des Volkes – aber nicht mehr auf Behandlung, sieht man von Sonderformen wie der Homöopathie und Naturheilkunde einmal ab.

Grundsätzlicher wurde die Differenz zwischen Heilkunde und Seelsorge im 19. Jahrhundert, als sich Theologie und Medizin als Wissenschaftsdisziplinen ausdifferenziert hatten, die ihre Gegenstände und Verfahren geradezu gegensätzlich definierten. Dabei beanspruchten die Spezialisten des Körpers keine Generalkompetenz auch für die Seele, die Fachleute der Seele hingegen hielten und halten sich immer auch für Fragen des Körpers für sehr kompetent, denn ihre Ressource „Moral" (oder heute Ethik) beansprucht universelle Geltung.

Mit der Entstehung der modernen empirisch-experimentellen Physiologie wird schrittweise die naturphilosophische Physiologie abgelöst – die semantische Verschiebung von Philosophie zu experimenteller Wissenschaft markiert den Wandel von der Spekulation zum Versuch, der wiederholbar sein sollte, sehr gut. Klinische Statistik, der Lokalismus, selbst in der Psychiatrie, also die These „Geisteskrankheit ist Gehirnkrankheit", stabilisierten diese Tendenzen zum konkret Auffindbaren, Sichtbaren und Zählbaren. Im Positivismus fanden sie eine weitere wissenschaftliche Rahmung, im Materialismus sogar eine erneute philosophische Ausdeutung.

Während die Medizin sich immer ausschließlicher als naturwissenschaftlich fundiert begriff und in der Außendarstellung diesen Aspekt hervorhob, gerieten transzendentale Deutungen des Lebens und des Daseins immer mehr in die Defensive. „Säkularisierung" oder „Entzauberung der Welt" waren lange die Interpretamente für diesen Prozess – und die „naturwissenschaftliche" Medizin war und ist nicht nur ein ganz wichtiger Teil dieser Tendenzen, sondern geradezu deren eigentliche Speerspitze.[2]

---

2   Steinebrunner B. 1987. *Die Entzauberung der Krankheit. Vom Theos zum Anthropos – über die alteuropäische Genesis moderner Medizin nach der Systemtheorie Niklas Luhmanns.* Frankfurt am Main [u. a.]: Lang.

Die weiteren Entwicklungen im 20. und 21. Jahrhundert setzten diese grundlegenden Trends nur noch fort. Mit der Psychoanalyse und ihren Fortentwicklungen wurde auch die Seele mit einer Art modern rationalem Verfahren systematisch erschlossen, mit den Psychopharmaka dann auch die arzneiliche Steuerung seelischer Vorgänge durch die Psychiatrie eine reale Utopie – und eine teilweise erfolgreiche Praxis.

Am Wegesrand dieser Erfolgsgeschichte einer verwissenschaftlichten Medizin blieb viel Wichtiges liegen:

- Die überzogenen Heilungsversprechen einer immer noch ziemlich wissenschaftsgläubigen Medizinpublizistik in den Massenmedien haben beim Publikum unerfüllbare Erwartungen geweckt – und tun dies immer wieder neu.
- Die nicht (mehr) erfolgreich behandelbaren chronischen Leiden insbesondere einer immer älter werdenden Bevölkerung nehmen schon aus demografischen Gründen zu.
- Das psychische Leiden all derer, die auf die eine oder andere Weise von schweren Schicksalsschlägen getroffen wurden, lassen sich nicht alle durch Psychopharmaka überdecken.
- Die Unter- und Überversorgung, Behandlungsfehler, Über- und Fehlmedikationen, die nicht erklärbaren oder (noch) nicht verstandenen Krankheiten etc. zeigen Grenzen, Fehleranfälligkeit und strukturelle Probleme unseres „Gesundheitswesens" immer deutlicher.

Das ist ein nicht zu unterschätzender Teil des menschlichen Lebens und Leidens, der schon auf der Ebene der konkreten Bewältigung viele Fragen offenlässt, zu denen Betroffene bei religiösen Heilern Antworten erhoffen. Der israelisch-amerikanische Medizinsoziologe Aaron Antonovsky stellte in den Mittelpunkt seines Salutogenese-Konzeptes das Kohärenzgefühl, eine Grundbedingung von Gesundheit, und zentrale Ressourcen zur Bewältigung von Stress: Menschen benötigen demnach das Gefühl der Verstehbarkeit, das Gefühl der Handhabbarkeit und das Gefühl der Sinnhaftigkeit. Aus dieser Perspektive betrachtet, stellt Religiosität, nämlich im Sinne einer Ressource zur Erhaltung von Gesundheit und Bewältigung von Krankheit, einen wichtigen Aspekt in der Medizin dar, der in der modernen westlichen Biomedizin zu wenig Platz findet. Das Unbehagen der Menschen daran äußert sich in der Hinwendung zu religiösen Richtungen, insbesondere auch in den alternativen und komplementärmedizinischen Richtungen.

Hinzu kommt, dass wir heute wissen, dass der Säkularisierungsprozess sehr viel weniger umfassend und erfolgreich war, als uns das eine Fortschrittsgeschichtsschreibung suggeriert hat.[3] Man denke nur an die regressiven Wünsche ganzer Gesellschaften, deren Höhepunkte vielleicht die europäischen Faschismen des 20. Jahrhunderts mit ihrer fatalen Sehnsucht nach pseudoreligiöser Massensuggestion waren. Da hat sich ein höchst gefährlicher Bedarf

---

3    Kritik an der Reichweite des Säkularisierungskonzepts Rosa H. 2017. *Resonanz: eine Soziologie der Weltbeziehung.* 7. Auflage, Berlin: Suhrkamp.

„verletzter" Gesellschaften Ausdruck verschafft, der seine Heilung in charismatischen Führern und parareligiösen Vergemeinschaftungen suchte.

Und erinnert werden soll auch an die These von der Risikogesellschaft, die besagt, dass der Fortschritt eine höchst ambivalente Entwicklung ist, die zunehmend mit neuen Risiken einhergeht, die man allenfalls für gut kalkulierbar halten möchte.

Auch unter diesen Gesichtspunkten ist ein frischer Blick auf religiös inspirierte Formen der Heilung höchst aufschlussreich – nicht nur um diese zu analysieren, sondern geradezu als Lackmustest für unser Verhältnis zu den spezifischen Denkweisen der modernen Wissenschaft und Medizin, also Materialität von Körpervorgängen, Lokalisierbarkeit von Schädigungen, Berechenbarkeit von Zweck-Mittel-Beziehungen, Ausschluss von externen spirituellen Krankheitsursachen. Der Versuch, dabei wissenschaftliche Methoden auf Phänomene ganz anderer Art anzuwenden, hat sich gerade interdisziplinär als aufschlussreich erwiesen.

Das Thema hat also Potenzial, wie die hier abgedruckten Beiträge der Tagung „Religiöse Heiler im medizinischen Pluralismus in Deutschland" (7. bis 8. Juni 2018 in Mülheim an der Ruhr) zeigen.

# Die lange Tradition religiöser und geistiger Heiler in Deutschland[1]

*Robert Jütte*

## Besprechen und Gesundbeten

Sowohl das Besprechen als auch das Gesundbeten wurzeln in der Vorstellung, dass Krankheiten von einer höheren, übernatürlichen Macht, das heißt einem Gott oder einem Dämon, zur Strafe oder Warnung gesandt werden und deshalb auch nur von dieser Macht wieder genommen werden können. Dazu bedarf es eines entsprechenden Zauberspruches oder auch eines Gebetes. Theologisch betrachtet, besteht der Unterschied zwischen den beiden Verfahrensweisen darin, dass in dem einen Fall der Zauberer oder Besprecher den Dämon zwingen möchte, den Körper des Kranken zu verlassen, während sich der Betende oder Gesundbeter Gottes Willen unterwirft und lediglich um die Erhörung seines Flehens bittet. Allerdings ist in der Praxis eine strenge Scheidung zwischen beiden Formen rituellen Heilens nicht immer möglich. Das gilt für die Vergangenheit wie auch für die Gegenwart (RUDOLPH 1977: 306 ff., HAMPP 1961: 136 ff.).

Was einmal im kirchlichen Bereich seinen Ausgang genommen hatte, entzog sich im Laufe der Jahrhunderte immer mehr dem Einfluss der Amtskirche. Diese hielt weiterhin an den althergebrachten Benediktionen in der Liturgie und den Beschwörungsformeln beim Exorzismus fest und nahm damit selbst Bestandteile einer magischen Weltauffassung in ihre offizielle Glaubenspraxis auf. So entstand eine medikale und religiöse Subkultur von Spruchheilern, die der Kirche immer suspekter wurde, wenngleich sie heute noch bei vielen katholischen und selbst evangelischen Geistlichen auf Verständnis und manchmal sogar Sympathie stößt (CHMIELEWSKI-HAGIUS 1993: 171 ff.).

In diesem Zusammenhang muss zudem auf ein soziales Phänomen hingewiesen werden, das in Amerika in der zweiten Hälfte des 19. Jahrhunderts zu beobachten war, nämlich die Entstehung einer christlichen Sekte, die sich voll und ganz dem Gesundbeten verschrieb und auch sehr bald schon zahlreiche Anhänger in Deutschland fand. Die Rede ist von der „Christian Science"-Bewegung, die von Mary Eddy geb. Baker (1821–1910) begründet wurde (MOLL 1902: 5–23, TENHAEFF 1957: 180–183, SCHOEPFLIN 2003). Dieser charismatischen Frau gelang es, das sogenannte Gesundbeten, welches aber mit dem bis heute gebräuchlichen Heilritual heidnisch-christlichen Ursprung kaum noch etwas gemein hat, in ein förmliches System zu bringen und zum Credo einer sektiererischen Glaubensgemeinschaft zu erheben (HOFFMANN-KRAYER, BÄCHTOLD-STÄUBLI 1987, Bd. 3: 778–779, WEHMER, PFLANZ 1908: 448 f.).

---

1    Der Aufsatz basiert auf Material aus meinem Buch „Die Geschichte der Alternativen Medizin" (C. H. Beck 1996), das aktualisiert und um neuere Forschungsergebnisse ergänzt wurde.

Doch schon vor dem Überschwappen der amerikanischen Gesundbeter-Bewegung auf Deutschland gegen Ende des 19. Jahrhunderts hatte die Amtskirche Probleme mit dieser Form des religiösen Heilens. Sie griff jedoch meist nur dann disziplinierend ein, wenn Laien ihre Kompetenzen überschritten und Missbräuche oder gar blasphemische Handlungen vorkamen. Dagegen blieben Geistliche, die sich intensiv mit dem Gesundbeten und dem Besprechen befassten, in der Regel unbehelligt, es sei denn, man konnte ihnen eine eigenwillige Auslegung liturgischer Gebräuche oder gar die verbotene Anwendung magischer Mittel nachweisen. Diese tolerante Haltung änderte sich allerdings im 19. Jahrhundert, als die Kirche ihre zahlreichen Amtsträger anzuweisen und zu ermahnen begann, bei ihren ansonsten durchaus legitimen pastoralmedizinischen Bemühungen, die auch das Gesundbeten umfassen konnten, die eigentlich seelsorgerischen Aufgaben nicht zu vernachlässigen (FREYTAG 2003: 224 f.). Die Professionalisierung machte also selbst vor der Kirche nicht halt und führte dazu, dass im Zeitalter der naturwissenschaftlichen Medizin zwischen Ärzteschaft und Klerus ein weitgehender Konsens darüber bestand bzw. besteht, wo die Medizin aufhört und die Seelsorge anfängt.

Erst im späten 19. Jahrhundert war die Zeit reif, dem Phänomen der Gebetsheilung systematisch und wissenschaftlich auf den Grund zu gehen. In seinem 1883 in erster Auflage erschienenen Buch „Inquiries into Human Faculty and its Development" (GALTON 1892: 284 ff., PIECHOWIAK 1982: 61) regte der englische Anthropologe Francis Galton (1820–1911) an, Medizin und Religion, Glauben und Heilen von Neuem zusammenzudenken und die alte Streitfrage, ob Beten hilft oder nur ein frommer Selbstbetrug ist, wissenschaftlich zu erforschen. Er kommt zu dem Schluss, dass es keine Beweise dafür gibt, dass Beten in vielen Fällen nicht hilfreich sein kann.

Es verging mehr als ein halbes Jahrhundert, bevor die ersten konkreten Schritte in diese Richtung getan und klinische Studien durchgeführt wurden (ANDRADE 2009: 247–253). In den 1960er-Jahren startete man in einer amerikanischen Klinik eine bemerkenswerte Versuchsreihe, die dem inzwischen üblichen Standard für wissenschaftlich kontrollierte Arzneimittelstudien recht nahekam. An diesem wenig bekannten „Doppelblindversuch" nahmen Patienten mit chronischen Erkrankungen teil, die nach dem Zufallsprinzip in zwei Gruppen eingeteilt waren. Für die eine wurde in einem Zeitraum von sechs Monaten ständig gebetet, während die Kontrollgruppe ohne diese Fürbitten auskommen musste. Am Ende des Versuchs stellte man bei sechs Patienten eine objektive Besserung fest. Davon gehörten fünf der Testgruppe an, für die (ohne Wissen der betroffenen Patienten) gebetet worden war. Die statistische Signifikanz wurde damit, wie die beteiligten Forscher in ihrem Bericht hervorheben, nur knapp verfehlt (PIECHOWIAK 1982: 62).

Nach älteren schriftlichen Quellen zu urteilen, waren es in der Vergangenheit vor allem Schäfer, die über besondere Gabe der Spruchheilung verfügten (HOFFMANN-KRAYER, BÄCHTOLD-STÄUBLI 1987, Bd. 1: 1162). Aber auch den Vertretern anderer, heute zum Teil bereits ausgestorbener Berufe (Schmiede, Metzger, Hebammen, Scharfrichter, Schinder) sagte man nach, dass sie in der Kunst des Besprechens besonders geübt seien. Zu dem Personenkreis, der sich schon früh in der Grauzone zwischen Gesundbeten und Besprechen bewegte, zählt ebenfalls – wie bereits erwähnt – die Geistlichkeit. Vor allem die Kapuzinermönche standen lange in dem Ruf, nicht nur fähige Exorzisten, sondern auch erfolgreiche Gebetsheiler und „Hexenbanner" zu sein. Nicht zuletzt waren unter den von Angehörigen aller Konfessionen in Anspruch genommenen Besprechern und Gesundbetern zahlreiche Juden; denn dieser religiösen und sozialen Minderheit schrieb man schon im Mittelalter besondere magische Fähigkeiten (Stichwort ‚Kabbala') zu (GRÖZINGER 1991: 190–221, GRÖZINGER 2017).

Aus frühneuzeitlichen Quellen kann man zudem leicht den Eindruck gewinnen, dass das Besprechen und Gesundbeten bereits damals weitgehend eine Domäne der Frauen war (DIENST 1987: 115). In der Reichsstadt Köln beispielsweise wurden im Zeitraum 1563–1648 insgesamt 28 „weise Frauen" aktenkundig, die mindestens eine der vielen Formen magischen Heilens praktizierten (KINZELBACH 1997: 29–56).

Im 20. Jahrhundert scheinen die Männer auf diesem Feld der alternativen Heilkunde an Boden gewonnen zu haben (STAAK 1930: 16). Unter den im ersten Jahrzehnt nach dem Zweiten Weltkrieg gerichtsnotorisch gewordenen Fällen (insgesamt 28) waren beispielsweise nur acht Hausfrauen und Bäuerinnen, der Rest Männer aus unterschiedlichen Berufen. Außerdem fällt an dieser Statistik auf, dass sich das männliche Berufsspektrum inzwischen offenbar gewandelt hat. Statt auf Vertreter von fast oder ganz ausgestorbenen Berufen (z. B. Schäfer und Scharfrichter) trifft man auf Heilpraktiker, die sich auf die Kunst des Spruchheilens verstehen (SCHÄFER 1959: 93). Neuere Studien über Spruchheiler und Gesundbeter auf dem Lande (Oberschwaben) und in einer deutschen Großstadt (Berlin) deuten dagegen an, dass es auch heute noch in der Mehrzahl Frauen sind, die die geheimnisvolle Kunst des Brandlöschens, Schmerznehmens und Blutstillens beherrschen (CHMIELEWSKI-HAGIUS 1993: 42, BÜHRING 1993: 65, SCHMITZ 2006).

Eine statistische Erfassung der Spruchheiler und Gesundbeter in einer bestimmten Region oder Stadt stößt meist auf unüberwindbare methodische Schwierigkeiten. Deshalb sind besonders die Angaben in der älteren volkskundlichen Literatur mit Vorsicht zu genießen. Die Schätzungen, die bereits für die Zeit um die Jahrhundertwende vorliegen, sind problematisch. Nach der offiziellen Medizinalstatistik von 1902 gab es in Preußen mindestens 4104 nicht approbierte Krankenbehandler, von denen wiederum 145 auf Magnetopathie, 39 auf Besprechen bzw. Gesundbeten und 79 auf Geistheilen spezialisiert waren (KRUEGER 1911: 90, FALTIN 2000: 239–251). Vergleichbares gilt für die Zahlen, die Anfang der Sechzigerjahre in der ehemaligen DDR erhoben wurden. Danach waren in einem kleinen ostdeutschen Landkreis, für den eine entsprechende Untersuchung vorliegt, damals noch 31 Besprecher und Gesundbeter namentlich bekannt (WEUFFEN 1963: 564). Die nur wenig später entstandene Studie zu einem benachbarten Kreis ergibt ein ähnliches Bild, denn 18 der insgesamt 23 Laienheiler praktizierten überwiegend das

Besprechen (HILLE 1966: 27). In den 1970er-Jahren gab es in Österreich, der Schweiz und der Bundesrepublik mindestens dreihundert Spruchheiler (RUDOLPH 1986: 147). Dass diese Heiler nicht nur im ländlichen Milieu beheimatet waren, wo es nach landläufiger Meinung noch Reste des früher weitverbreiteten medizinischen Aberglaubens geben soll, belegt eine Studie über das vielfältige Angebot an solchen magischen Heilpraktiken in Berlin zu Beginn der 1990er-Jahre (BÜHRING 1993: 122).

Wie inzwischen vielfach empirisch belegt, kommen auch im 20. Jahrhundert die Kranken, die einen Besprecher oder Gesundbeter aufsuchen, weiterhin aus fast allen Schichten der Bevölkerung. Unter den 335 namentlich bekannten „Kunden" eines „Hexenbanners", der in den 1950er-Jahren in Schongau und Umgebung praktizierte, waren 55 Bauern und Bäuerinnen, 101 Hausfrauen, 20 Rentner, elf Bergleute, sieben Angestellte, sechs Hausgehilfinnen, sieben Geschäftsfrauen, neun Arbeiter sowie jeweils ein Vertreter anderer Berufe (darunter auch ein Ingenieur, ein Lehrer, ein Veterinärmediziner und ein Zahnarzt) (SCHÄFER 1959: 56f.). Aus neueren volkskundlichen Untersuchungen wissen wir, dass auch in der Gegenwart Besprecher und Gesundbeter von allen Schichten der Stadt- und Landbevölkerung in Anspruch genommen werden (BÜHRING 1993, CHMIELEWSKI-HAGIUS 1993).

## Geistheilung

Geistiges Heilen umfasst eine Vielzahl von unterschiedlichen Praktiken, die ihre Wurzeln zum Teil in Europa, aber auch in außereuropäischen Kulturen haben. Häufig werden auch Formen der Gebetsheilung darunter verstanden. Inzwischen haben aber esoterische und schamanische Heilweisen in diesem Feld an Bedeutung gewonnen. Deshalb wird heute zumeist eine weit gefasste Definition geistigen Heilens verwendet, wie beispielsweise diese Umschreibung: „[…] Vorgänge, Interaktionen zwischen einem Geistigen Heiler und einem Heilungssuchenden, bei denen unterschiedlich definierte geistige Einwirkungen (Kraft) die Veränderungen einer Störung/Krankheit hervorrufen soll" (BINDER 1995: 147). Mit Blick auf die angebliche Kraftübertragung zählen dazu etwa folgende Verfahren: Handauflegen, magnetisches Heilen, Chakra-Therapie, Besprechen, Fern- und Gruppenheilung durch Gebet, mediales Heilen, Schamanismus, Therapie mit Geistern oder Fetischen (OBRECHT 1999: 209). Seit 1995 gibt es in Deutschland den Dachverband Geistiges Heilen e. V. (DGH). Dieser hat inzwischen ca. 5.000 Einzelmitglieder sowie Mitglieds- und Förderverbände aus Deutschland, der Schweiz und Österreich. Geistiges Heilen (im Englischen treffender als „spiritual healing" bezeichnet) beinhaltet also, wie bereits angedeutet, neben fernöstlichem, christlich-magischem und spiritistisch-esoterischem Gedankengut auch Elemente des Mesmerismus, auf dessen Wurzeln hier nicht näher einzugehen ist.

Geistheiler haben nicht nur bis heute einen großen Zulauf, hinter ihnen steht oft auch eine organisierte Bewegung, die sie selbst ins Leben gerufen

haben. Der von der Geistheilerin „Uriella" gegründete Orden „Fiat Lux"
war Gegenstand einer Fernsehreportage, die der Westdeutsche Rundfunk
1992 ausstrahlte und die auch die deutschen Gerichte beschäftigte (*Stuttgarter Nachrichten* 14.9.1994: 6, *Stern* H. 1/1995: 126 f., SCHUMM 1994). Ihr „Fiat
Lux"-Orden mit Sitz in Ibach im Südschwarzwald hat heute weniger als
100 Mitglieder, wie eine Schweizer Boulevardzeitung 2016 berichtete. Eine
ähnliche Sekte gab es in Deutschland bereits Anfang des 20. Jahrhunderts. Sie
wurde von dem Wunderheiler Joseph Weißenberg (1855–1941), der in Berlin
als Magnetopath arbeitete, ins Leben gerufen. Als die Sekte 1935 verboten
wurde, verfiel auch ihr geistiges Zentrum im kleinen märkischen Städtchen
Trebbin (LINSE 1996: 89–211). Der in den Anfangsjahren der Bundesrepublik sehr bekannte Wunderheiler Gröning gründete in den 1950er-Jahren
einen nach ihm benannten Bund mit Sitz in Stuttgart (Voss 2011: 242–249).
Die in hoher Auflage erscheinenden Informationsbriefe, die an die zahlreichen Zweigniederlassungen des Bundes geschickt wurden, gab übrigens eine
Zeit lang Dr. Kurt Trampler[2] heraus. Dieser machte sich allerdings später
selbstständig und fand rasch mit Vorträgen und öffentlichen Demonstrationen seiner angeblichen übernatürlichen Heilkräfte ebenfalls eine große Zahl
von begeisterten Anhängern (SCHÄFER: 1959: 161 ff., STRAUCH 1959: 125–129).
Der Bruno-Gröning-Freundeskreis soll im Jahr 2000 schätzungsweise eine Anzahl von rund 30.000 Interessierten in 550 Gemeinschaften („Kreisen") gehabt haben und sich immer noch eines beachtlichen Zulaufs erfreuen, wie aus
Verlautbarungen von Sektenberatungsstellen der Kirchen hervorgeht (http://
www.bistum-trier.de/weltanschauungen-sekten/gruppen-weltanschauungen/
bruno-groening-freundeskreis/, letzter Zugriff 8.2.2018).

Ein Großteil der eher „seriösen" Geistheiler, die heute in der Bundesrepublik praktizieren, gehört der „Gesellschaft für geistige Entfaltung e.V." an.
Es handelt sich dabei um das deutsche Pendant zu dem in der englischen
Kleinstadt Burrow Leas ansässigen „Center for Spiritual Healing", das von
dem 1976 verstorbenen Wunderheiler Harry Edwards (1893–1976) gegründet
wurde und in dem angeblich über drei Millionen Briefe von dankbaren Patienten archiviert sein sollen (LENZ 1972: 145 ff., OEPEN, SCHEIDT 1989: 45 ff.,
HÖHNE 1984: 195 ff.).

Eine Befragung von 214 Geistheilern aus den frühen 1990er-Jahren zeichnet ein recht heterogenes Bild dieser Berufsgruppe. Danach „liegt das allgemeine Bildungsniveau der Heiler nicht unter dem der Gesamtbevölkerung,
doch zählen sie abgesehen von Ausnahmen nicht gerade zu den wohlhabenden oder gutverdienenden Menschen" (BINDER, WOLF-BRAUN 1995: 159). So
gaben z.B. 31 Prozent der Heiler an, über einen Hochschulabschluss zu verfügen, lediglich 20 Prozent hatten einen Haupt- oder Grundschulabschluss.
Es überrascht auch nicht, dass der überwiegende Teil der Befragten erklärt,
dass das geistige Heilen kein Brotberuf für sie sei. Bemerkenswert ist weiterhin, dass von den Heilern, die angaben, einem weiteren Beruf nachzugehen
(77 Prozent), knapp die Hälfte in einem helfenden Beruf tätig waren. Was die

---

2    Vgl. den Beitrag von Florian Mildenberger in diesem Band.

Zuverlässigkeit aller Aussagen, vor allem hinsichtlich der Arbeitszeit und Entlohnung für die Heiltätigkeit, anbetrifft, so gilt es zu beachten, dass sich diese
Heiler – wenn sie nicht von Beruf Heilpraktiker oder Arzt sind – in einer
rechtlichen Grauzone bewegen und daher allen Grund haben, auch bei Zu-
sicherung der Vertraulichkeit mit Informationen zurückzuhalten.

Ähnlich wie der Kundenkreis der Besprecher und Hexenbanner setzt sich
die Klientel der Geistheiler aus Menschen aller gesellschaftlichen Schichten
zusammen. Recht präzise Angaben haben wir beispielsweise über die Kranken, die Ende der 1950er-Jahre einen Münchner Geistheiler aufsuchten.
Unter ihnen waren 67 Prozent Frauen, 80 Prozent waren über 40 Jahre alt
(STRAUCH 1958, MILDENBERGER 2005–2007: 149–162) Auch in der Berufsstaa-
tistik dominieren die Hausfrauen, es folgen die verschiedensten handwerk-
lichen und kaufmännischen Berufe. Auch Bauern, Beamte, Akademiker sind
unter den Klienten dieses Magnetopathen zahlreich vertreten. Die Ergebnisse
werden zum Teil durch ältere Untersuchungen bestätigt. Bei einer Umfrage,
mit der das Vertrauen zum Arzt im „Dritten Reich" festgestellt werden sollte,
kam heraus, dass unter den Anhängern von Wunderheilern und Heilsekten in
allen Altersgruppen vor allem die landwirtschaftlichen und freien Berufe stark
vertreten waren (SCHULTZ 1944: 48). Wie eine Freiburger Studie aus dem Jahre
1980 zeigt, lag der Anteil der Frauen in der Praxis der beiden untersuchten
Magnetopathen um etwa zehn Prozent höher als im Patientengut von All-
gemeinpraxen (DINGES 2007: 295–322). In der Altersverteilung zeigt sich ein
deutliches Überwiegen der weiblichen Klientel in der Gruppe der Vierzig- bis
Fünfzigjährigen. Weiterhin glaubt der Autor dieser Studie – im Unterschied
zu der bereits erwähnten empirischen Untersuchung aus den 1950er-Jahren –
„eine Überrepräsentation der sozial und bildungsmäßig unteren Schichten"
(SCHLEIP 1980) feststellen zu können. Befragungen aus den 1990er-Jahren zeigen ebenfalls in der Tendenz einen höheren Anteil an Frauen unter den Kranken, die einen Geistheiler aufsuchen, sowie eine Mehrheit von Angehörigen
der Mittelschicht; auch der Prozentsatz der Personen mit Abitur bzw. Matura
ist relativ hoch (CHMIELEWSKI-HAGIUS 1993, GRAVERT 1994: 60 ff., BELSCHAN
2000: 211). Interessant ist in diesem Zusammenhang noch, was Münsteraner
Volkskundler bei einer Befragung in den 1980er-Jahren herausfanden. Danach können sich 22 Prozent der Befragten durchaus vorstellen, im Krank-
heitsfall Gesundbeter, Magnetiseure oder Geistheiler aufzusuchen, zwölf Prozent gaben sogar an, einen Vertreter dieser Außenseitermethoden namentlich
zu kennen (GRAEFEN-JOHANNIMLOH, CASTRUP 1987: 180).

Die Palette der Krankheiten und Symptome, die deutsche Geistheiler in
der Vergangenheit für behandelbar hielten, ist sehr breit. Bei den Frauen sind
es Amenorrhöe (Ausbleiben der Menstruation), Koliken, Blutspeien, Kopfschmerzen, Rheuma, Hysterie, Epilepsie und Ohnmachtsanfälle. Die Männer
wurden dagegen vor allem wegen Hypochondrie, Kopfschmerzen, Lähmungen und Herzklopfen magnetisch behandelt. Es überrascht nicht, dass einige
dieser Krankheitsbilder in den bunten Werbeprospekten der Geistheiler des
20. Jahrhunderts wieder auftauchen. So versprach beispielsweise der Geisthei-

ler und Magnetopath Bruno Gröning, der seit 1948 in Westdeutschland praktizierte, seinen gutgläubigen Patienten die Heilung von Neurosen, Rheuma, Arthritis, Migräne, Lähmungen, Kreislaufstörungen und von noch einem halben Dutzend weiterer Krankheiten (SCHÄFER 1959: 161). Die bislang umfangreichste empirische Untersuchung belegt ebenfalls, dass Geistheiler eine große Bandbreite körperlicher und seelischer Leiden behandeln. Ausnahmen sind lediglich Infektionskrankheiten und akute Verletzungen, deren Behandlung von der überwiegenden Zahl der Heiler abgelehnt wird (BINDER, BRAUN-WOLF 1995: 161).

## Fazit

Längst bevor die Esoterikwelle spirituelle Heilverfahren aus außereuropäischen Kulturen nach Deutschland spülte, gab es bereits eine einheimische Tradition von Geistheilung, die ihre Wurzeln in christianisierten heidnischen Heilritualen (Spruchheilung) hat. Die Praxis des Gesundbetens auf der Basis christlichen Glaubens ist heute vor allem noch in ländlichen Gebieten zu beobachten, wie das Beispiel der Warzenbesprecher, die es nicht nur in Oberdeutschland, sondern auch in anderen Regionen gibt (HANF 2009: 52 ff.), zeigt. Aus der eigenen Kultur stammen auch Praktiken, die bestimmte Formen der Kraftübertragung als konzeptionelle Basis aufweisen. Diese haben zumeist ihren Ursprung in der Fluidum-Lehre Franz Antons Mesmers, dem sogenannten Tierischen Animalismus, der unter dem neuen Begriff „Magnetopathie" weiterhin zahlreiche Anhänger in der spiritualistischen Szene hat. Gebets- und Geistheilung müssen als Teil des esoterischen Supermarkts deshalb im sozialen und politischen Kontext gesehen werden, der eine historische Dimension mit einschließt, ja durch die Rückschau erst verständlich wird, wenn es darum geht zu verstehen, warum sich in einer vermeintlich aufgeklärten Gesellschaft spirituelle Heilformen weiterhin beachtlicher, vielleicht sogar wachsender Beliebtheit erfreuen.

## Literatur

ANDRADE C. 2009. Prayer and healing. A medical and scientific perspective on randomized controlled trials. *Indian Journal of Psychiatry* 51: 247–253.

BELSCHAN A. 2000. *Glück und individuelle Zufriedenheit trotz Krankheit – Ergebnisse einer schriftlichen Klientenbefragung.* In OBRECHT A.J. (Hg.) *Die Klienten der Geistheile. Vom anderen Umgang mit Krankheit, Krise, Schmerz und Tod.* Wien: Böhlau: 209–231.

BINDER M., WOLF-BRAUN B. 1995. Geistheilung in Deutschland – Teil I: Ergebnisse einer Umfrage zum Selbstverständnis und zur Arbeitsweise Geistiger Heiler und Heilerinnen in Deutschland. *Zeitschrift für Parapsychologie und Grenzgebiete der Psychologie* 37: 145–178.

BÜHRING M. 1993. *Heiler und Heilen. Eine Studie über Handauflegen und Besprechen in Berlin.* Berlin: Reimer.

CHMIELEWSKI-HAGIUS A. 1993. *Heilkunde aus dem Dorf. Studien über laienmedizinisches Wirken von Heilern in Oberschwaben.* Phil. Diss. Freiburg i. Br.

DIENST H. 1987. *Lebensbewältigung durch Magie. Alltägliche Zauberei in Innsbruck gegen Ende des 15. Jahrhunderts.* In KOHLER A., LUTZ H. (Hg). *Alltag im 16. Jahrhundert. Studien zu Lebensformen in mitteleuropäischen Städten.* Wien: Verlag für Geschichte und Politik: 80–116.

DINGES M. 2007. Immer schon 60% Frauen in den Arztpraxen? Zur geschlechtsspezifischen Inanspruchnahme des medizinischen Angebotes (1600–2000). In *idem* (Hg). *Männlichkeit und Gesundheit im historischen Wandel ca. 1800 – ca. 2000.* Stuttgart: Steiner: 295–322.

FALTIN T. 2000. *Heil und Heilung. Geschichte der Laienheilkundigen und Struktur antimodernistischer Weltanschauungen in Kaiserreich und Weimarer Republik am Beispiel von Eugen Wenz (1856–1945).* Stuttgart: Steiner.

FREYTAG N. 2003. *Aberglauben im 19. Jahrhundert. Preußen und seine Rheinprovinz zwischen Tradition und Moderne (1815–1918).* Berlin: Duncker & Humblot GmbH.

GALTON F. 1892. *Inquiries into Human Faculty and Its Development.* Zweite Auflage. London: Macmillan.

GRAEFEN-JOHANNIMLOH U., CASTRUP U. 1987. *Auf der Suche nach Geistheilern.* In WIEGELMANN G. (Hg). *Volksmedizin heute.* Münster: Coppenrath: 145–187.

GRAVERT A. 1994. *Heilmagnetismus in der Gegenwart. Eine empirische Untersuchung.* In WIEGELMANN G. (Hg). *Volksmedizin in Nordwestdeutschland. Heilmagnetismus – „Besprechen" – Erfahrungsheilkunde.* Münster: Waxmann: 1–109.

GRÖZINGER K. E. 1991. *Jüdische Wundermänner in Deutschland.* In GRÖZINGER K. E. (Hg). *Judentum im deutschen Sprachraum.* Frankfurt am Main: 190–221; ; *idem* 2017. *Tausend Jahre Ba'ale Schem. Jüdische Heiler, Helfer, Magier. Ein Spiegel europäischer Geistesgeschichte.* Wiesbaden: Harrassowitz.

HAMPP I. 1961. *Beschwörung, Segen, Gebet. Untersuchungen zum Zauberspruch aus dem Bereich der Volksheilkunde.* Stuttgart: Silberburg.

HANF W. 2009. *Dörfliche Heiler. Gesundbeten und Laienmedizin in der Eifel.* Köln: Greven.

HILLE A. 1966. *Untersuchungen über die Kurpfuschertätigkeit im Kreise Grimmen.* Med. Diss. Greifswald.

HOFFMANN-KRAYER E., BÄCHTOLD-STÄUBLI H. (Hg) 1987. *Handwörterbuch des deutschen Aberglaubens.* Bände 1–10. Nachdruck der Ausgabe de Gruyter, Berlin/Leipzig 1941. Berlin/New York: de Gruyter.

HÖHNE A. 1984. *Die neuen Magier der Gesundheit. Ein Report über Heiler.* München: Schönberger.

KINZELBACH A. 1997. „Wahnsinnige Weyber betriegen den unverstendigen Poeffel". Anerkennung und Diffamierung heilkundiger Frauen und Männer, 1450 bis 1700. *Medizinhistorisches Journal* 32: 29–56.

KRUEGER H. E. 1911. *Wesen und Bedeutung der Kurierfreiheit in national-ökonomischer Bedeutung.* Berlin: Zentralverband für Parität der Heilmethoden Ebering.

LENZ I. 1972. *Die Außenseiter in der Medizin.* Wörthsee: Ritter Steinebach.

LINSE U. 1996. *Geisterseher und Wunderwirker. Heilsuche im Industriezeitalter.* Frankfurt am Main: Fischer Taschenbuch.

MILDENBERGER F. 2005–2007. Heil und Heilstrom. Die Karrieren des Dr. Kurt Trampler (1904–1969). *Zeitschrift für Parapsychologie und Grenzgebiete der Psychologie* 47/48/49: 149–162.

MOLL A. 1902. *Gesundbeten. Medizin und Okkultismus.* Berlin: Walther.

OBRECHT A. J. 1999. *Die Welt der Geistheiler. Die Renaissance magischer Weltbilder.* Mit Beitr. von Barbara Wolf-Braun und Sigrid Awart. Wien [u. a.]: Böhlau.

OEPEN I., SCHEIDT R. 1989. *Wunderheiler heute. Eine kritische Literaturstudie.* München: Zuckschwerdt.

PIECHOWIAK H. 1982. Religion und Gesundheit. Empirisches und Epidemiologisches aus der amerikanischen medizinisch-wissenschaftlichen Literatur. *Medizin – Mensch – Gesellschaft* 7: 61–67.

RUDOLPH E. 1977. *Die geheimnisvollen Ärzte. Von Gesundbetern und Spruchheilern.* Zweite Auflage. Olten/Freiburg i. Br.: Walter.

Rudolph E. 1986. *Zur Psychologie deutschsprachiger „Spruchheiler".* In Barthel G. (Hg). *Heilen und Pflegen.* Marburg an der Lahn: Jonas: 147–153.

Schäfer H. 1959. *Der Okkulttäter (Hexenbanner – Magische Heiler – Erdentstrahler).* Univ. Diss. Hamburg.

Schleip H. 1980. *Zur Praktik des Handauflegens durch Heiler. Fragebogenuntersuchung am Patientengut zweier Heiler.* Med. Diss. Freiburg i. Br.

Schmitz O. 2006. *Soigner par l'invisible. Enquête sur les guérisseurs aujourd'hui.* Paris: Imago.

Schoepflin R. B. 2003. *Christian Science on Trial. Religious Healing in America.* Baltimore: Johns Hopkins University Press.

Schultz J. H. (Hg). 1944. *Vertrauen zum Arzt? Medizinisch-psychologische Auswertung einer Erhebung der Gesellschaft für Konsumforschung durch das Reichsinstitut für Psychologische Forschung und Psychotherapie im Reichsforschungsrat.* Stuttgart/Berlin: Kohlhammer.

Schumm S. 1994. *Geistheilung. Dokumentation und Bewertung von Veröffentlichungen ausgewählter Printmedien der Jahrgänge 1979–1988.* Med. Diss. Marburg an der Lahn.

Staak G. 1930. *Beiträge zur magischen Krankheitsbehandlung in der Gegenwart in Mecklenburg.* Univ. Diss. Kiel.

Strauch I. 1958. *Zur Frage der Geistigen Heilung. Ergebnisse einer experimentellen Untersuchung an einem „Geistigen Heiler" und seinen Patienten.* Diss. phil. Freiburg i. Br.

Strauch I. 1959. *Die ‚geistigen' Heilungen von Dr. rer. pol. Trampler.* In Bitter W. (Hg). *Magie und Wunder in der Heilkunde* (Tagungsberichte der Stuttgarter Gemeinschaft Arzt und Seelsorger 7). Stuttgart: Klett: 125–129.

Tenhaeff W. H. C. 1957. *Außergewöhnliche Heilkräfte. Magnetiseure, Sensitive, Gesundbeter.* Aus dem Niederländischen von Heinz P. Kövari. Olten: Walter.

Voss E. 2011. *Mediales Heilen in Deutschland.* Hamburg: Reimer.

Wehmer R., Pflanz W. 1908. Kurpfuscherei und Geheimmittelwesen. In Rapmund, Otto. (Hg). Das preussische Medizinal- und Gesundheitswesen in den Jahren 1883–1908. Festschrift zur Feier des 25jährigen Bestehens des Preussischen Medizinalbeamten-Vereins: 442–464.

Weuffen W. [u. a.]. 1963. Aberglauben und Kurpfuscherei auf dem Lande. *Das deutsche Gesundheitswesen* 18: 562–567.

# Heilkundige auf dem Dorf.
# Eine Studie zum Heilerwesen in Oberschwaben

*Anita Chmielewski*

## Einleitung

Es gibt sie noch in Deutschland: „Gesundbeter, Segensprecher, Handaufleger, Sympathiedoktoren …". Solche Laienheiler sind Akteure eines laienmedizinischen Versorgungssystems, das teilweise in einer Grauzone der Legalität angesiedelt ist und sich auch dadurch dem Blick der Öffentlichkeit weitgehend entzieht. Zwischen 1987 und 1990 ist die Autorin in Oberschwaben – dem zwischen Schwäbischer Alb, Bodensee und Iller gelegenen Teil des Alpenvorlandes – auf ein noch weitgehend intaktes Heilerwesen gestoßen.

Mit selbst erhobenen Lebensgeschichten, Interviews, Gesprächen sowie Beobachtungen wurden Einblicke in die Grundlagen und Bedingungen dieses Heilerwesens ermöglicht. Die Begegnungen mit den Akteuren – Heilenden wie Hilfesuchenden – brachten Eindrücke und Erkenntnisse, die sich aus Büchern und Archiven so nicht hätten gewinnen lassen. Dieses Wissen aus erster Hand war die Grundlage der Dissertation „Heilkundige auf dem Dorf. Studien zu laienmedizinischem Wirken von Heilern in Oberschwaben" (1992), die 1996 in Buchform unter dem Titel „,Was ich greif, das weich …' – Heilerwesen in Oberschwaben" im Waxmann Verlag in Münster/New York veröffentlicht wurde.

Im Vordergrund des Erkenntnisinteresses standen die Schicksale, das Leben und Wirken der eingangs genannten Laienheiler, ihre Einstellungen, Meinungen und Verhaltensweisen. Hierunter werden Frauen und Männer verstanden, die vorwiegend mit der Hilfe von „Gebeten, Segen oder Zaubersprüchen" Hilfesuchende behandeln, sich dabei auf überliefertes Wissen stützen und auch alte volksmedizinische Praktiken anwenden. Ihre Tätigkeiten werden auch mit Begriffen wie die „weiße Kunst ausüben", „Sympathie betreiben", „Krankheiten besprechen" oder „Krankheiten abbeten" umschrieben.

Zur Wahrung der Anonymität der Befragten wurden sämtliche Namen, Ortsbezeichnungen und andere Identifikationsmöglichkeiten pseudonymisiert. Es wurde außerdem aus Gründen der Lesbarkeit darauf verzichtet, durchgehend durch -in/-innen das Geschlecht der Heiler hervorzuheben.

## Studienpopulation

Sämtliche der befragten 23 Gebetsheiler (14 Frauen / neun Männer) waren katholisch, in einem Dorf bzw. Ortsteil (Weiler) geboren und dort oder in einer anderen Dorfgemeinde aufgewachsen. Alle standen mit dem bäuerlichen Milieu in Beziehung. Allein 18 der Gewährsleute waren auf einem Voll-

oder Nebenerwerbsbetrieb groß geworden, drei Heilerinnen hatten auf ein landwirtschaftliches Anwesen geheiratet, und eine Informantin bestritt ihren Lebensunterhalt mehrere Jahre lang mit einer Ziegenzucht. Selbst diejenigen, die heute in einem anderen Beruf tätig waren, hatten zuvor einen Hof im Voll- oder Nebenerwerb geführt und diesen dann aus gesundheitlichen Gründen oder wegen mangelnder Rentabilität aufgegeben.[1]

Von den Befragten waren 14 bereits Rentner, die anderen gingen einer Berufstätigkeit als Landwirt, Gastwirt, Kaufmann, Vertreter, Fahrer oder Arbeiter nach. Das Durchschnittsalter betrug am 1. Januar 1988 66 Jahre. Die jüngste Heilkundige war 31 Jahre und die älteste 90 Jahre alt. Eine Gesundbeterin hatte den Realschulabschluss, alle anderen den Hauptschulabschluss und waren – bis auf zwei Gesundbeter – verheiratet oder verwitwet. Zusätzlich sind die Interviews mit fünf Angehörigen bereits verstorbener Heiler und 35 Personen, die in direktem oder indirektem Kontakt mit Heilern standen, in die Forschungsarbeit mit eingeflossen.[2]

Acht Gesundbeter übten nur jeweils eine der gängigen Heilfähigkeiten aus, also Brandlöschen, Warzenabbeten, Blutstillen, Schmerznehmen und Fiebernehmen. Davon konnten sechs Brandlöschen und jeweils einer Schmerznehmen und Blutstillen. Unter Brandlöschen wird verstanden, dass der Verbrennungsschmerz schnell abklingt, die Wunden besser heilen und/oder später gar nicht mehr sichtbar sind. Sieben weitere Heilkundige wandten zwei oder mehrere dieser Heilfähigkeiten an. Die verbliebenen acht Gebetsheiler konnten nach eigenem Bekunden u. a. auch bei Ekzemen, Gürtelrose, nervlichen Problemen oder Kröpfen helfen. Zehn Gebetsheiler befassten sich zusätzlich mit Tierheilungen.[3]

## Kommunikation und Behandlungsorte

Voraussetzung für das Vorhandensein dieser medizinischen Subkultur ist die Existenz eines Kommunikationssystems. Vorwiegend auf mündlichem Wege findet ein Informationsaustausch über Gebetsheiler und ihr Wirken statt. Das Wissen um diesen Personenkreis wird so am Leben erhalten bzw. neu verbreitet. Auskunftspersonen tragen durch ihre Berichte über erfolgreiche Behandlungen zu deren Bekanntheitsgrad bei.[4]

Wichtigstes Wertungskriterium ist der aus einer subjektiven (z. B. Schmerzen nehmen ab) und objektiven Wahrnehmung (z. B. Warzen verschwinden) heraus empfundene Heilerfolg – wobei Linderungen eines Leidens auch als Erfolg angesehen wurden. Die Kontaktpersonen berichteten überwiegend von Heilerfolgen bzw. Linderungen. Hierzu wäre noch zu ergänzen, dass oftmals auch ganz natürliche Gründe und/oder das gleichzeitige Hinzuziehen

---

1    CHMIELEWSKI-HAGIUS A. 1996: 197 f.
2    CHMIELEWSKI-HAGIUS A. 1996: 197 f.
3    CHMIELEWSKI-HAGIUS A. 1996: 198.
4    CHMIELEWSKI-HAGIUS A. 1996: 43 f.

eines Schulmediziners für eine Heilung bzw. Besserung die Ursache gewesen sein könnten. Dieser Umstand wird für die Erfolgsbeurteilung oftmals außer Acht gelassen. Natürlich ist eine Beurteilung der medizinischen Wirksamkeit bei einer qualitativen Studie methodisch nicht möglich, aber die subjektive Sicht der Heiler darauf kann dargestellt werden.

Es zeigte sich auch, dass Heiler nur in wenigen Fällen Misserfolge einräumten und diese dann zumeist auf den mangelnden Glauben und/oder auf eine Unempfänglichkeit der Hilfesuchenden zurückführten. Wie nun eine solch fehlerhafte Behandlung eingeräumt wird, zeigt folgendes Beispiel. Die sogenannte Warzen-Klara, eine Spezialistin für das Abbeten von Warzen, Kröpfen und Überbeinen, hatte sich im Mondstand geirrt. Zur Erläuterung: Kröpfe sollten bei abnehmendem Mond abgebetet werden. Hierbei spielen Analogievorstellungen eine Rolle, denn so wie der Mond abnimmt, sollen auch die Kröpfe abnehmen.

Sie berichtet also Folgendes:

> Da hab ich es einmal bei einer gemacht, und wir haben zunehmenden Mond gehabt. Da kommt die: „Der Kropf wird größer! Was hast Du getan?" Da hab ich gesagt: „Jesses Gott, (…) wir haben ja zunehmenden Mond gehabt (…) Du hättest müssen beim abnehmenden Mond kommen."[5]

Das Abbeten des Kropfs war dann später bei abnehmendem Mond erfolgreich. Schuld an dem Missgeschick hatte nach Ansicht der Warzen-Klara die Hilfesuchende, weil sie nicht beim richtigen Mondstand gekommen war.

Gebetsheiler agieren auf einer von der Klientel erwarteten irrationalen und emotionalen Ebene und teilen im Allgemeinen deren Denkweise. Sie treten den Hilfesuchenden zumeist in Straßen-, manchmal sogar in Stallkleidung entgegen. Sie sprechen den gleichen Dialekt und heben sich dadurch weder äußerlich noch sprachlich von ihrer Umgebung ab. Der Behandlungsort ist normalerweise das Wohnzimmer. Es kann sich aber auch um einen Hausflur, die Küche oder das Esszimmer handeln. Die Umgebung ist vertraut, und der „Patient" kann sich fast wie zu Hause fühlen. Doch keine Regel ohne Ausnahme. Ein Gebetsheiler verfügte über ein Behandlungs- und ein Wartezimmer und orientierte sich ganz offensichtlich an ärztlichen Vorbildern.

## Zur Verbreitung

Das vorhandene Datenmaterial erlaubt keine quantitative Aussage über die Zahl der Gebetsheiler im Untersuchungsgebiet. Es ließ sich jedoch exemplarisch anhand eines Weilers und eines Dorfes eine ungefähre Größenordnung ermitteln. Im Weiler Au standen ca. 87 Bewohnern noch bis Ende der 1950er-Jahre ein Gebetsheiler und vier Gebetsheilerinnen zur Verfügung. 1988 verstarb ohne Nachfolge die letzte Gesundbeterin. Was hier auffällt, ist der im Verhältnis zur Einwohnerzahl einst hohe Anteil Heilkundiger. Dies erklärt

---

5  Chmielewski-Hagius A. 1996: 178.

sich z. B. daraus, dass drei Gebetsheilerinnen aus anderen Ortschaften stamm-
ten und in den Weiler Au hineingeheiratet hatten.

In der ca. 2.600 Einwohner zählenden Gemeinde M. wirkten am 1.1.1987
acht, am 1.1.1990 noch sechs aktive Gebetsheiler. Ein hohes Durchschnittsalter und lediglich zwei Nachfolgeanwärter deuten auf eine eher rückläufige
Tendenz hin. Andererseits befinden sich unter den am 1.1.1990 noch Aktiven allein zwei, deren Wissen nicht auf familiärer Überlieferung, sondern auf
Kenntnissen anderer Heilkundiger beruhen. Es ist also denkbar, dass auch auf
diesem Wege die Nachfolge gesichert wird.

Die einst hohe Gebetsheilerdichte im Weiler Au und die momentan
noch in größerer Zahl anzutreffenden aktiven Heilkundigen geben zu folgenden Mutmaßungen Anlass: „Kleine Heilfähigkeiten wie z. B. Brandlöschen,
Warzenabbeten waren und sind weit verbreitet. In einer Gemeinde bzw. auf
einem Weiler existierten häufig mehrere Gebetsheiler mit unterschiedlichen
Fähigkeiten, die sich ergänzten. Vermutlich lebten noch in den 1950er/1960er
Jahren in fast jeder Gemeinde Oberschwabens Gesundbeter."[6]

## Alltäglicher Umgang mit dem Gebetsheilen

Der meist selbstverständliche Umgang mit dem Gebetsheilen ist bemerkenswert. Die Weitergabe von Heilsegen einschließlich des dazugehörigen Heil-
wissens scheint zumeist problemlos vonstattenzugehen. Solche Segen werden
mündlich weitervermittelt, nach Diktat notiert, von einer Vorlage oder von einem „alten" Arznei- und Zauberbuch abgeschrieben. Hierbei handelt es sich
u. a. um die „Egyptischen und sympathetischen Geheimnisse des Albertus
Magnus", das „Romanusbüchlein" oder „Das sechste und siebente Buch Mo-
ses", deren Inhalte als Vorlage dienten. Der Empfänger der Gebete probiert
diese nach Erhalt an sich selbst oder einem Hilfesuchenden aus und wird –
nachdem sich der Erfolg eingestellt hat – selbst zum Heiler.

Hier nun zwei Beispiele. Anlass für die Übergabe verschiedener Heilsegen war bei Frau Kunicke ihre Hochzeit.

> Ach so, wie ich dazu kam. Also, meine Mutter hat es, meine Mutter hat es gemacht, ja,
> und dann hab ich gedacht, wo ich, schon bevor ich geheiratet hab, hab ich gesagt: „Also,
> ich möchte das auch mitnehmen, weil auf einem Hof braucht man das." Und hab das
> dann von der Mutter abgeschrieben und hab das nachher selber probiert.[7]

Frau Rohde wiederum erhielt bereits im Alter von zwölf Jahren das Gebet
zum Brandlöschen von ihrem Stiefvater. Sie hatte sich verbrannt und war von
ihm behandelt worden. Am nächsten Tag diktierte er ihr das Gebet, damit sie
sich in Zukunft selber helfen könne.

> Und dann hat der, (…), das war abends [als der Stiefvater den Brand gelöscht hatte], gell,
> und dann am anderen Tag hat der mir gesagt: „Mädle, das lernst jetzt! Das kannst Du

6   Vgl. CHMIELEWSKI-HAGIUS A. 1996: 57–62.
7   CHMIELEWSKI-HAGIUS A. 1996: 65.

mal ganz notwendig brauchen!" Gell, und da hat er es mir gesagt, und da habe ich es müssen aufschreiben, dann merkt man es sich eher, gell![8]

Das Aufsuchen eines Gebetsheilers und die Behandlung werden meist als ganz normaler Vorgang geschildert. So suchte eine Gewährsfrau, die sich verbrannt hatte, „eben mal schnell ihre Nachbarin auf", um sich den Verbrennungsschmerz nehmen zu lassen. Sie musste ihre Tätigkeit für etwa 20 Minuten unterbrechen und konnte nach dem Brandlöschen sofort weiterarbeiten. Dieses Geschehen schildert sie folgendermaßen:

> Und ich nehm das Wasser und leer das in den Kübel rein und verbrenn mich lästerlich. Statt dass ich das Wasser in den Kübel geleert hätte, hab ich es außerhalb runter geleert und mir direkt so über die Füße. Und ich hätt sollen draußen die Milchkannen waschen und bin nicht in die Stiefel gekommen. Das hat mir so wehgetan, also mit aller Liebe nicht. Dann ist grad irgendjemand reingekommen. „Geh zum Brandlöschen! Geh zum Brandlöschen!" Und das hab ich gemacht (...) Ich geh gleich runter, zur Frau Krause runter. Und die hat das gemacht, und ich komm heim, wie wenn nichts gewesen wär.[9]

Die schnelle und unkomplizierte Hilfe durch Frau Krause war neben der Tatsache, dass „es hilft", ein wichtiger Beweggrund, die Gesundbeterin aufzusuchen. Ihres Erachtens nahm man „früher" mangels ausreichenden Krankenversicherungsschutzes gerne die Hilfe von Gebetsheilern in Anspruch. In diesem Zusammenhang sei auf den Artikel „Landluft ist noch keine Gesundheitsgarantie" von Rudolf Schenda hingewiesen. Er schreibt: „Von 760 000 vollbeschäftigten landwirtschaftlichen Betriebsinhabern waren noch 1956 ein Drittel nicht krankenversichert; eine Pflichtversicherung für Landwirte gibt es erst seit 1972!"[10] Hierin liegt einer der Gründe, warum die befragten Gebetsheiler mit der Landwirtschaft in Verbindung standen.

Selbstverständlicher Umgang mit dem Gebetsheilen ist nicht immer gleichbedeutend mit dem Bekenntnis, dass derartige Hilfeleistungen in Anspruch genommen werden. Das Aufsuchen eines Gebetsheilers ist bei einem Teil der Klientel eine Sache, dies jedoch anderen gegenüber zuzugeben eine andere. So besteht bei einigen Befragten die Neigung, Gesundbeter nicht direkt am Wohnort aufzusuchen. Eine Gebetsheilerin meinte hierzu:

> Es kommen schon eine, [welche] wo was haben, von der Nachbarschaft, aber nicht viel. Nämlich, die hauen wieder ab und gehen weiter weg. (…) Aber [im] großen [und] ganzen drei Kilometer weiter weg kommen mehr Leute. Das hat man so, man will in die Nähe nicht so, man will weiter weg.[11]

Solche Beobachtungen wurden auch von Frau Zander gemacht. Sie hatte wiederholt den „Laublebur", einen bekannten Gebetsheiler, aufgesucht, der ca. 30 Kilometer von ihrem Wohnort entfernt lebte. Jedes Mal begegnete sie dort auch anderen Dorfbewohnern, denen das Zusammentreffen mit ihr gar nicht recht war.

---

8   CHMIELEWSKI-HAGIUS A. 1996: 66.
9   CHMIELEWSKI-HAGIUS A. 1996: 72 f.
10  SCHENDA R. 1976: 244–248.
11  CHMIELEWSKI-HAGIUS A. 1996: 76.

Wir sind öfters raufgefahren. Mein Mann ist mit mir raufgefahren, damals. Also grad zu der Zeit, da sind viele [aus] M. droben gewesen, da hat man jedesmal eine [welche] angetroffen, und jedes hat ein bisschen so verscheucht getan.[12]

## Kontaktaufnahme und Behandlung

Charakteristisch für das Heilerwesen sind auch die Art und Weise, wie Heiler und Hilfesuchende miteinander in Kontakt treten, sowie die Behandlung selbst und nicht zuletzt die „ideelle und materielle" Entlohnung. Termine für eine persönliche Unterredung oder eine Fernbehandlung werden im Allgemeinen direkt mit den Hilfesuchenden per Telefon vereinbart. Manche Fühlungnahme läuft auch mit oder ohne Wissen der Patienten über Dritte, gelegentlich sogar über mehrere Mittelsleute. Die Betreffenden wissen dann nicht einmal, dass sie von einem Heiler behandelt wurden.

So wurde die Gebetsheilerin Frau Hinz von der Mutter eines jungen Mannes gebeten, diesem ohne sein Wissen den Brand zu löschen. Sie berichtet:

Ja, und der hat sich doch so verbrannt, furchtbar an Hand und Fuß. Und ja, und dann bin ich angesprochen worden, und dann hat man gesagt, ich soll den Brand löschen. Und dann hat er, er schon noch Schmerzen gehabt, aber weit nicht mehr so viel scheint's als wie, wie vorher. Ja, und dann hab ich, von daheim aus hab ich dann den, hab ich das gelöscht. (…) Ja, ja, ja oder vielmehr seine Mutter hat's verlangt, seine Mutter ja. [B: Und er hat gar nichts davon gewusst?] Nein.[13]

Der umgekehrte Fall, dass Gebetsheiler Erkrankten ihre Hilfe anbieten, kommt, wie dieses Beispiel verdeutlicht, ebenfalls vor. Sieht Frau Anderer bei Freunden, Bekannten oder auch Fremden eine Warze, so fordert sie den Betreffenden geradezu auf, ihre Hilfe in Anspruch zu nehmen. Auch Herr Hoch, ein Gebetsheiler aus Obergrün, spricht von sich aus seine Mitmenschen an, wenn er sie leiden sieht, und bietet seine Hilfe an.

Manchmal bin ich halt auf die Leute zugegangen, wenn ich seh, dass einer Schmerzen hat, dann tut er mir halt leid, dann komm ich selber auf die Leute zu. Manchmal kommen so eine [welche] und fragen mich: „Kannst du da nicht helfen? Ich hab irgendwelche Probleme." Ich sprech mit den Leuten über alles Mögliche. Ich komm viel rum, und dann, mein Gott, wenn mich einer anjammert, und dann helf ich ihm eben.[14]

Nachdem Klientel und Heiler miteinander in Verbindung getreten sind, ergibt sich zunächst ein informelles Gespräch, in dessen Verlauf z. B. Angaben zur Person, zum Anliegen, zu eventuellen ärztlichen Diagnosen, zur bisherigen Behandlung etc. geklärt werden.

Die Therapie dauert in der Regel zwischen fünf Minuten und einer Viertelstunde pro Sitzung. Von persönlicher Zuwendung, ausführlichen Gesprächen und genügend Zeit für die Hilfesuchenden kann bei einigen der gefragten Heilkundigen nicht die Rede sein. Die Kritikpunkte am Arzt-Patien-

---

12 CHMIELEWSKI-HAGIUS A. 1996: 76.
13 CHMIELEWSKI-HAGIUS A. 1996: 96.
14 CHMIELEWSKI-HAGIUS A. 1996: 97.

ten-Verhältnis in der Schulmedizin, wie z. B. lange Wartezeiten, volle Wartezimmer, zu wenig Zeit für die Patienten, Behandlung nach Schema F, treffen
teilweise auch auf Gebetsheiler zu.[15] Im Extremfall gehen das Vorgespräch
und die Behandlung selbst in wenigen Minuten vonstatten.

Was nun die Behandlung anbelangt, so kann diese bei einigen Heilern
direkt am Telefon stattfinden, andere notieren sich den Sachverhalt, um anschließend oder auch erst wenn es ihre Zeit erlaubt, die Therapie vorzunehmen. Liegt der Erkrankte in der Klinik, so lässt sich z. B. die Gesundbeterin
Frau Keller die Art der Krankheit, die Lage des Krankenbetts in der Klinik
beschreiben. Sie erzählt:

> Wenn eins kommt und sagt: „Mein Mann oder meine Frau ist im Krankenhaus." Dann
> denk ich mir das Bett. Und ich kann auch fragen: „Liegt es am Fenster oder so?" Ich
> kenn ja das Krankenhaus, und dann hab ich ein bisschen eine Richtung.[16]

Exemplarisch wird hier der Behandlungsmodus von Frau Keller aufgrund
eines Telefonats oder bei persönlicher Anwesenheit mit ihren eigenen Worten
geschildert:

> Also, die kommen oder telefonieren: „Ich hab die rechte Hand verbrannt." Dann sitz ich
> eben hin und mach das [Gebet], was da drinnen steht [in einem Heft sind die Gebete
> aufgeschrieben], und denk oben an der Hand oder unten, da drin, dass der Schmerz
> vergeht. Ich muss es aber dreimal machen, muss es wiederholen. Dann sag ich immer:
> „Wenn es in einer halben Stunde nicht besser ist, dann läutet ihr wieder an." Aber meis-
> tens kommt kein Telefon mehr. Dann ist es gut, wenn sie nicht anläuten, dann ist wieder,
> dann kann eben der Brand nicht weiterfressen. (…) Man muss eben genau zuhören am
> Telefon. Wo ist es? Wo liegt es? Halt oben, halt innen oder Kopf oder Fuß, kommt ja viel
> vor mit Verbrennungen, viel. Ja, und wenn man halt den Brand nicht löschen lässt, dann
> frisst der langsam weiter. Es heißt ja in dem Gebet drinnen: „St. Lorenz, der auf dem
> Roste saß. Gott der Herr, der nimmt dir deinen Brand, dass er nicht tiefer einsaß und
> nicht tiefer um sich fraß." (…) Ich sag immer: „Wenn es geht, betet ihr vielleicht zwei,
> drei Vaterunser mit", sag ich. Und das machen sie auch, das ist doch besser, als wie wenn
> sie so dasitzen tun.[17]

Andere Heiler beschreiben, wenn der Hilfesuchende bei der Behandlung an-
wesend ist, zusätzlich ein oder mehrere Kreuzzeichen in der Luft oder über
die Wunde, berühren die Haut neben der Verbrennung mit der Hand, blasen
oder fahren in einem Abstand von ca. zehn Zentimetern über die Brand-
wunde und/oder beten nach ihrem Heilsegen zusätzlich noch drei Vaterunser
und ein Glaubensbekenntnis. Einige Heiler lassen die Klientel während der
Behandlung oder anschließend zu Hause beten. Handelt es sich um ein Kind,
dann wird die Mutter beauftragt, die geforderten Gebete zu sprechen.

Ein nicht unwesentlicher Teil der Heilmethoden entzieht sich fast völlig
dem Blick der Öffentlichkeit und größtenteils auch der Kenntnis Hilfesuchen-
der. Diese geben eine Art Bestellung auf, z. B. zur Entfernung von Warzen,
und erwarten dann, dass der Beauftragte „was macht" und „dafür betet". Wie

15   BLUMBERGER S. u. a. 1987: 49.
16   CHMIELEWSKI-HAGIUS A. 1996: 99.
17   CHMIELEWSKI-HAGIUS A. 1996: 99 f.

nun genau der Heiler vorgeht, bleibt ebenso wie der Gebetstext selbst im Dunkeln.

Teile der Behandlungen wurzeln in alten volksmedizinischen Vorstellungen und wirken heutzutage eher befremdend, kurios – für manchen sicher auch lächerlich. Es handelt sich beispielsweise um Verfahren, bei denen der Mondstand, besondere Tage (Freitag, Karfreitag) und Tageszeiten (12:00 Uhr) berücksichtigt werden, aber auch um bestimmte Handlungen, die auf einem Friedhof, in einer Kapelle, an einer Wegkreuzung, einem „reißenden Wasser" oder an einem Wacholderstrauch vorgenommen werden. So werden Warzen nach Auskunft der Warzen-Klara folgendermaßen abgebetet:

> Wenn ich zum Beispiel also, wie will ich sagen, Warzen weg mach, dann frag ich: Wie viel Warzen hast? Zehn? Zwanzig? Fünf? Sechs? Und so viel Knöpfe [Knoten] mach ich an einen Faden, und dann tu ich das in, in ein Grab, tu es auf den Friedhof runter, in den drei höchsten Namen. (…) Ja, also wenn ich, wenn ich den Faden in das Grab runter tue, in den Boden rein, und dann mach ich das Kreuz, das ist im Namen des Vaters und des Sohnes und des Heiligen Geistes. Amen. Das ist in den drei höchsten Namen und bet die drei Vaterunser und den Glauben [Glaubensbekenntnis], und dann bet ich: „Diese Warzen nehmen ab wie der Mond und wie der Tod im Grab." Ich kann es ja bloß machen, wenn abnehmender Mond ist, auch bei Kropf und so Sachen und Warzen, soll man machen beim abnehmenden Mond.[18]

Je nach Standpunkt können Praktiken wie die eben beschriebenen auch in der Nähe der „Schwarzen Kunst" angesiedelt werden. So liegt es im Interesse der Gebetsheiler, solche Verfahren geheim zu halten, beispielsweise die soeben beschriebenen Rituale. Hier zur Verdeutlichung ein weiteres Beispiel. Während die Kirchenglocken läuten und sich die Trauergemeinde zur Beerdigungsfeier begibt, behandelt Frau Fischer Kröpfe oder sonstige Geschwulste direkt auf dem Friedhof.

> Bin in E. gewesen, einen Kropf weggemacht, bei einer Beerdigung (…) Ja, da muss ich da sein während dem Zusammenläuten. Und dann wenn man zusammenläutet, dann nimm ich den Kropf in die Hand oder wenn sonst ein Geschwulst oder was ist [und bete]: „Es läutet zur Leich, und was ich greif, das weich, und was ich greif, nehm ab wie die Toten im Grab. Gott Vater, Sohn und Heiliger Geist." Das bet ich fünf-, sechsmal unter dem Zusammenläuten, und dann können wir wieder gehen. Bei einem Mann muss es ein Mann sein [der gestorben ist] und bei einer Frau eine Frau.[19]

Meines Erachtens sind Methoden dieser Art die Ausnahme und nicht die Regel. Die Nachfolgerin von Frau Fischer wird den größten Teil der Heilverfahren nicht übernehmen, weil sie diese nicht mehr als zeitgemäß empfindet. Jede Heilergeneration dürfte zumindest teilweise die übernommenen Verfahren den jeweiligen gesellschaftlichen Auffassungen anpassen.

18  CHMIELEWSKI-HAGIUS A. 1996: 189.
19  CHMIELEWSKI-HAGIUS A. 1996: 107.

## Heilkundige – Anlaufstelle für Sorgen und Nöte

Einige Gebetsheiler werden nicht nur im Krankheitsfalle um Hilfe gebeten, sondern auch wegen der verschiedensten Probleme. Es sollen Prüfungen und Gerichtsverhandlungen beeinflusst werden, Gestohlenes und Verlorenes wiederbeschafft, eine Liebesbeziehung in die gewünschten Bahnen gelenkt, persönliches Unglück behoben oder einfach schlechte Schulleistungen verbessert werden. Das aus rationalistischer Sicht „Unmögliche" wird hier von manchen Hilfesuchenden für machbar gehalten und in Auftrag gegeben. Hier nun einige Beispiele:

> Wir haben Telefon gehabt. Damals war es noch nicht so, dass jeder im Dorf ein Telefon gehabt hat. Und sind sie immer gekommen, dem „Laublebur" anrufen, wegen einer Kuh oder wegen so was oder wegen allem möglichen halt oder wenn einer was verloren hat, haben sie sogar dem „Laublebur" angerufen, und durch das eigentlich bin ich auch da drangekommen. (…) Ja, die haben alle, also felsenfest dran geglaubt und halt auch Hilfe gefunden, also.[20]

Insbesondere beim Diebstahl einer Sache wird die Hilfe von Gebetsheilern in Anspruch genommen. Die Hilfesuchenden glauben, dass dem Dieb einfach auf dem Wege des Fernzaubers das „Wasser abgestellt", d.h. der Urinfluss unterbrochen wird. Dieser soll dann, von Schmerzen gepeinigt, dem Eigentümer das gestohlene oder verlorene Gut zurückbringen. Hier nun die Schilderung einer solchen Praktik:

> Ich weiß bloß noch, wo meine Mutter [eine Gebetsheilerin] mal erzählt hat, eine arme Frau, die wie viel Kinder gehabt hat, wenn die abends ihre Milch in den Keller runter getan hat, ist es am Morgen, ist die Milch leer gewesen, hat sie keine Milch gehabt für die Kinder, und da hat meine Mutter scheint's etwas gemacht [ein Gebet gebetet, um das Diebesgut Milch zurückzubringen], oder was sie gebetet hat, nicht, und am dritten Tag ist die [diejenige, die die Milch gestohlen hat] gekommen und hat geklopft am Fenster in der Nacht, sie könne nicht mehr Wasser lassen, hat sie gemeint, und die Mutter hat auch noch gewusst, wer es war.[21]

„Diebszauberpraktiken" können im Geruch der „schwarzen Kunst" stehen. Das Wissen oder die Vermutung, dass ein Heiler die „schwarze Magie" ausübt, muss nicht zwangsläufig bedeuten, dass er deshalb nicht in Anspruch genommen wird. Eine Begebenheit hierzu verdeutlicht diese ambivalente Haltung.

> Der Mann hat es, der hat es können, der hat die schwarze Kunst, hat er können, ja. (B: Ja, aber da ist dann auch niemand hin oder – schon aus Angst?) Ha, doch, also mein, mein Vater hat erzählt, er sei noch ein kleiner Bub gewesen, und da hat man also die Sauen, hat man auf die Weide raus gelassen, (…) kurz vor dem Fehrlen [Ferkeln], gell, hat man sie raus, dass sie sich ein bisschen verlaufen kann. Jetzt haben sie wollen die Sau holen, jetzt war die nirgends mehr. Dann hat es geheißen: „Bub, geh zum Fiedler rum! Er soll lugen [schauen], dass die Sau wieder herkommt." Gell, ja. Und da ist er zu

---

20  CHMIELEWSKI-HAGIUS A. 1996: 119.
21  CHMIELEWSKI-HAGIUS A. 1996: 156f.

ihm rumgegangen, und dann hat er gesagt: „Bub, bis du daheim bist, ist die Sau auch
daheim." Und so war es auch.[22]

Solch ein zwiespältiges Verhalten lässt sich auch dadurch erklären, dass sich
für den Besitzer die Wiedererlangung eines verlorenen Gegenstands als „gute
Sache" darstellt. Die Mittel und Wege, die dazu führten, sind dabei ohne Bedeutung, zumal derjenige, der die „schwarze Kunst" ausübt, mit dem Teufel
einen Pakt geschlossen hat und nicht der Eigentümer der verlorenen Sache.

Die positive Beeinflussung von Prüfungen und Lernleistungen ist ein weiteres häufig an Heiler gerichtetes Ansinnen. Hierunter verstehen Hilfesuchende
nicht nur die Stärkung schwacher Nerven, sondern auch das Abwenden einer
Lernkrise, die Verbesserung von Leistungen in Schule und Beruf oder auch
einfach das gute Abschneiden in einer Prüfung. Zu diesem Themenkomplex
meinte eine Heilerin:

> Und Führerschein, wenn sie ihn machen, kommen sie auch. Da fällt mir keiner durch.
> Ja, ja, da ist auch eine, die Mutter gekommen mit einem Bub und hat gesagt: „Jetzt ist
> er dreimal durchgefallen. Jetzt muss er wieder die Prüfung machen. Jetzt bet doch du,
> dass der einmal die Prüfung besteht!" Da hab ich gebetet und gesagt: „So, und jetzt gehst
> und bist nicht nervös und du bestehst deine Prüfung." In einer halben Stunde hat er an-
> gerufen, er hat sie bestanden.[23]

Das nächste Beispiel zeigt, wie ungezwungen hier mit dem „Irrationalen" umgegangen wird. Ursprünglicher Anlass für das Aufsuchen einer Heilerin waren die offenen Füße der Großmutter. Dem Familienvater erschien es wohl
nur folgerichtig, sozusagen in einem Aufwasch gleich die schulischen Schwierigkeiten seines Sohnes anzugehen und präventiv auch der Tochter eine Por-
tion Heilkraft zukommen zu lassen. Aus dem Blickwinkel der Hilfesuchenden
handelt es sich hier um „reale" Möglichkeiten, derartige Probleme in den
Griff zu bekommen – nach dem Motto „schaden kann es ja nicht".

> Ja, und mein Vater hat gemeint, es könnte uns allen nicht schaden, so auf die Art, dann
> hat er uns alle da mitgeschleppt. Den Michael, also meinen Bruder, der war zurzeit nicht
> gut in der Schule, dann hat er gemeint: „Na ja, es kann ja vielleicht ganz gut sein." Und
> ich musste auch mit. Na ja, schaden kann es ja nicht. Ich war zwar nicht schlecht [in der
> Schule], aber trotzdem.[24]

In den Interviews kamen auch Informationen zur Vergütung zur Sprache.
Nach Auskunft der Gebetsheiler wurden keine Gegenleistungen verlangt.
Dankesbezeigungen sind dennoch Usus. Kleinere Geldbeträge wurden öfter
als freiwillige Vergütung genannt, aber auch Naturalien wie Eier, Rauchfleisch
oder auch eine Essenseinladung. Art und Höhe der Zuwendung liegen im
Ermessen des Gebenden und dienen dem Heilkundigen nicht selten auch
als „Erfolgsindikator". Die meisten Gesundbeter begründen ihren Einsatz mit
Hilfsbereitschaft, Mitleid und Nächstenliebe.

22  Chmielewski-Hagius A. 1996: 128.
23  Chmielewski-Hagius A. 1996: 129.
24  Chmielewski-Hagius A. 1996: 129.

## Tierbehandlung

Einige der befragten Heiler behandeln auch Tiere, vor allem Kühe. Ein Heilkundiger hatte sich sogar zuerst mit Tierheilungen befasst, bevor er sich menschlichen Leiden zuwandte.

> Also, angefangen hab ich mit der Kolik bei den Viechern oder wenn ein Gaul das Kolik gehabt hat. Und das hat mein Vater schon gemacht. Und vom Vater hab ich des übernommen, fürs Kolik, das Gebet. Und dann bin ich mal weitergegangen und hab gedacht: „Also, wenn ich fürs Kolik kann, dann muss ich auch für die Leut etwas können." Und dann hab ich einmal so ein altes Buch, hab ich irgendwo aufgegabelt, und da sind auch so Gebete drinnen gestanden. Aber das ist nicht das Buch, wo ich jetzt hab. Und dann hab ich gedacht: „Also wenn des fürs Ding, für die Viecher geht, dann muss es auch für die Leut gehen." Dann hab ich es einmal probiert, und es hat auch hingehauen. Dann hab ich zuerst angefangen mit, mit Bauchweh bei den Leuten und dann für die Warzen, und so ist es eben noch weitergegangen.[25]

Die Kontaktaufnahme seitens der Tierbesitzer erfolgt vorwiegend per Telefon. Der Heilkundige kommt dann entweder persönlich vorbei, oder die fernmündlichen Angaben reichen für eine „Fernbehandlung" aus. Meistens genügt es, wenn der Name des Besitzers, das Anliegen, der Name des Tieres, eventuell seine Farbe und Zeichnung und bei Warzen die entsprechende Anzahl mitgeteilt werden.

Von der Gebetsheilerin Frau Fischer werden die Tiere in jedem Fall im Stall aufgesucht. Sie betet dort den entsprechenden Heilsegen und führt wie bei den menschlichen Patienten anschließend drei Kreuzzeichen auf dem Kopf oder einem anderen Körperteil des Tieres aus. Sie schildert solch eine Behandlung folgendermaßen:

> Komm ich heim, steht schon wieder ein Bauer da: „Ich hab eine Kuh, die liegt drei Tage. Geh mit!" Bin ich mit. Dann hat er gesagt: „Komm rein! Der Tierarzt ist grad im Stall." Wo der fort war, bin ich rein. Die Kuh ist dagelegen, geschnauft, gebetet, Kopf genommen, aufgestanden und angefangen zu fressen. Am anderen Tag hat der Bauer angerufen, sie gäb einen Kübel voll Milch, und es sei alles in Ordnung. (…) Und so hab ich schon viel Viechern geholfen, wo nicht mehr aufgestanden sind, sind mir wieder aufgestanden.[26]

Dieses Fallbeispiel sagt auch einiges über den Umgang mit Heilerfolgen und die Mentalität der Klientel aus. Tierarzt und Heilerin wurden hier gemeinsam mit der Heilung beauftragt. Dieser Haltung können ganz unterschiedliche Motive zugrunde liegen. Die Palette reicht hier vom mangelnden Zutrauen in die ärztliche Kunst, vor allem wenn sich der Tierarzt seiner Diagnose nicht sicher ist, über Sicherheitsdenken und das (zusätzliche) Festhalten an alten Heilweisen bis hin zum letzten Versuch, ein eigentlich bereits aufgegebenes Tier zu retten.

Typisch ist hier auch Frau Fischers Neigung, Heilerfolge generell auf das eigene Konto zu verbuchen. Die Mitwirkung anderer Faktoren wird von ihr

25  CHMIELEWSKI-HAGIUS A. 1996: 109.
26  CHMIELEWSKI-HAGIUS A. 1996: 111.

nicht in Betracht gezogen. Der ganze oder ein Teil des Heilerfolgs könnte auf den Tierarzt zurückgehen. Die Natur könnte sich auch selbst geholfen haben. Ein Zusammenwirken von Selbstheilungskräften, ärztlicher Heilkunst und von Frau Fischers Heilverfahren wäre ebenso denkbar.

## Fazit

Die Grundlage all dieser Anschauungen bildet eine magische Weltsicht. Diese Sichtweise setzt zum einen das Vorhandensein übersinnlicher Kräfte und Mächte voraus, zum anderen liegt ihr die Vorstellung zugrunde, dass Dinge und Kräfte in sympathetischem Zusammenhang stehen, aufeinander einwirken und durch bestimmte magische Praktiken im guten wie im bösen Sinne beeinflusst und/oder beherrscht werden können. Demgemäß besitzen zum Beispiel auch ausgesprochene Wünsche ihre Wirksamkeit.

Heiligenverehrung und Wunderglauben sind im Untersuchungsgebiet noch weit verbreitet. Votivtafeln und -gaben, Eintragungen in an Wallfahrtsorten ausgelegten Besucherbüchern und veröffentlichte Erhörungen legen hiervon ein beredtes Zeugnis ab.

Den unkonventionellen Umgang mit himmlischen Fürsprechern wie dem heiligen Antonius zeigt dieses Beispiel:

> Und ich geh vom Auto raus und hab die Uhr verloren, nirgends mehr gefunden, zwei Tage nicht, drei Tage nicht, dann ist es mir eingefallen. Ach so, ich muss ja dem Antonius eine Mark geben und dann krieg ich die Uhr wieder. (...) Und ich lauf rum zum Auto und seh die Uhr im Laub drinnen liegen (...) Und alles, was ich bis jetzt verloren hab und was mir von Wert bedeutet hat, hab ich dem Antonius eine Mark versprochen und ich hab das wiedergefunden.[27]

Vor dem Hintergrund dieser volkstümlich-religiösen Glaubenswelt erscheint die Handlungsweise, bei den eben genannten Problemen lebende Heiler aufzusuchen und diese um Abhilfe in Notlagen zu bitten, nicht mehr befremdend. Dies wird noch dadurch bestärkt, dass bereits verstorbene Geistliche wie Pater Pio, Pfarrer Hieber oder die Kreuzschwester Ulrika Nisch als Heilervorbilder existieren. Von ihnen allen ist bekannt, dass sie schon zu Lebzeiten heilten und bei der Bewältigung von Problemen aller Art mit Rat, Segen und Gebeten den Gläubigen zur Seite standen.

Das Heilerwesen in Oberschwaben basiert also auf einem geistigen Hintergrund, der heutzutage gültige weltanschauliche und kirchliche Standpunkte ebenso beinhaltet wie abergläubische und gesellschaftlich und wissenschaftlich nicht verbindliche Überzeugungen.

Die hier in Auszügen vorgestellte Studie liegt mehr als 28 Jahre zurück. Sie ist 1996 als Buch veröffentlicht worden, umfasst 275 Seiten und ist mit ausführlichen Fußnoten und Literaturangaben versehen. Bei Interesse an vertiefenden und ausführlichen Informationen wird auf diese Publikation verwiesen. Im Rahmen der wissenschaftlichen Tagung „Religiöse Heiler im medizi-

---

27  CHMIELEWSKI-HAGIUS A. 1996: 124.

nischen Pluralismus in Deutschland" (07.–08.06.2018) sollten die Forschungsergebnisse nochmals vorgestellt und diskutiert werden. Vielleicht kann dieser
Beitrag auch dazu anregen, „religiösen Heilern" des 21. Jahrhunderts nachzu-
spüren und das Wissen hierzu mit weiteren Ergebnissen zu ergänzen.

## Literatur

BLUMBERGER S., LÖFFELHOLZ M., MISTEREK I., SCHEUERN S. 1987. *Behandlung ständig unter Zeit-
druck. Schulmedizinische Versorgung aus Patientensicht.* In WIEGELMANN G. (Hg). 1987. *Volksmedizin heute. Materialien und Studien. (Beiträge zur Volkskultur in Nordwestdeutschland, Heft 57).*
Münster, F. Coppenrath, S. 47–53.

CHMIELEWSKI-HAGIUS A. 1996. „Was ich greif, das weich …" Heilerwesen in Oberschwaben,
Münster/New York: Waxmann.

DAXELMÜLLER C. 1993. *Zauberpraktiken. Eine Ideengeschichte der Magie,* München.

JÜTTE R. 1996. *Geschichte der alternativen Medizin. Von der Volksmedizin zu den unkonventionellen
Therapien von heute.* München, C. H. Beck.

LEHMANN A. 1983. *Erzählstruktur und Lebenslauf. Autobiographische Untersuchungen.* Frankfurt am
Main/New York, Campus.

RUDOLPH E. 1977. *Die geheimnisvollen Ärzte. Von Gesundbetern und Spruchheilern.* Olten, Walter.

SCHENDA R., 1976. *Landluft ist noch keine Gesundheitsgarantie. Das medizinische Versorgungsgefälle
von Stadt und Land.* In *Der Bürger im Staat* 26, 4: 244–248.

# „Im Gewand des Geistlichen".
# Bruno Gröning als Ersatzpriester

*Florian G. Mildenberger*

Das Phänomen der Geist- bzw. Wunderheilung ist tief verankert in einer christlich geprägten Welt. Die Rolle von Jesus Christus als Erlöser wird u.a. mit seiner Fähigkeit zur Heilung von schweren Krankheiten („Christus Medicus") verbunden, z.B. durch entsprechende Stellen im Markusevangelium oder im ersten Korintherbrief (ALLWOHN 1959: 37, HUTTEN 1968: 575, FICHTNER 1982, GOLLWITZER-VOLL 2007). Christus nutzte die Wunder aber nie zur Missionierung von Ungläubigen, die Therapien waren sozusagen schmückendes Beiwerk seiner übrigen Handlungen auf Erden. Während in der Zeit vor dem 18. Jahrhundert ausschließlich Priester, Sektenprediger oder von Gott gesalbte Monarchen Wunderheilungen im Abendland praktizierten, begannen in der Zeit der Aufklärung Ärzte für sich die Möglichkeit in Anspruch zu nehmen, mithilfe einer von ihnen kontrollierten Kraft Krankheiten heilen zu können. Bekanntestes Beispiel ist der Arzt Franz Anton Mesmer (1734–1815), der als Präzeptor der modernen Hypnose und Psychotherapie angesehen werden kann (OBRECHT 1999: 217f., JÜTTE 1996: 103f.).

Im Windschatten der Entwicklung einer ärztlichen Hypnose entwickelte sich im Laufe des 19. Jahrhunderts auch eine laienheilkundliche Therapie, die durch wirkmächtige Popularisatoren verbreitet wurde, z.B. seitens Friedrich E. Bilz (1842–1922) oder Adolf Just (1859–1936) (JUST 1897: 191, BILZ 1898: 938, FALTIN 2000, TEICHLER 2002). Doch erst ist den von Identitätsverlust, Geldentwertung, politischen und heilkundlichen Krisen geprägten Jahren nach dem Ersten Weltkrieg stiegen Zahl und Bedeutung selbst ernannter Wunderheiler massiv (KÖRNER 2012) an. Hierzu zählten religiöse Wundererscheinungen, die aber nur bei der betroffenen Person mit Heilung oder Erkrankung verbunden waren (Therese Neumann aus Konnersreuth), ebenso wie selbst berufene Religionsgründer, die entweder ein freies Nacktmenschentum abseits der Konfessionen propagierten (Gustav Nagel) oder eine neue Religionsgemeinschaft stiften wollten (Joseph Weißenberg) (HANAUER 1972, BARZ 2015, LINSE 2015). Psychiater erblickten in ihren Heilsversprechen einen Ausdruck von Selbstüberschätzung und Hysterie (WEYGANDT 1939: 462, WEITBRECHT 1948). Daneben gab es noch einzelne selbst ernannte „Heiler", die mittels einer einzigen Therapieanwendung zahlreiche Krankheiten heilen wollten (Valentin Zeileis) (OBRECHT 1999: 223). Sie alle konnten sich auf ein breites Publikum stützen, wie eine repräsentative Umfrage aus dem Jahre 1939 nahelegte. Demnach lehnten 10,4 Prozent der Deutschen die Schulmedizin ab, da sie die Homöopathie bevorzugten, 0,9 Prozent gehörten einer separaten „Heilsekte" an, 4,2 Prozent vertrauten allein überkommenen Hausmitteln, und 16,8 Prozent lehnten den Arzt ab, weil er mehr der Krankenkasse als dem Patienten verpflichtet sei (MICHL 1944b: 35). Aus der Sicht des

an der Befragung partizipierenden Psychiaters Johannes Heinrich Schultz
(1884–1970) neigten Patienten insbesondere dann zur Ablehnung der Schulmedizin, wenn psychische und somatische Beschwerden ineinandergriffen
(SCHULTZ 1944: 27). Bisweilen gab es ganz profane Gründe, warum ein Patient
lieber einen Heiler aufsuchte. So musste man sich vor diesem nicht entklei-
den (MICHL 1944a: 15).

Die Zusammenführung der verschiedenen, an unterschiedliche Personen
und Regionen gekoppelten Stränge der Verkündigungsmetaphorik von Heilung, geistiger und körperlicher Gesundheit, religiöser Erneuerung und Aus-
richtung auf eine zentrale Führerpersönlichkeit erfolgte in Deutschland erst
nach 1945 in der Gestalt von Bruno Gröning (1906–1959).[1] Sein Auftreten
kann als Zäsur begriffen werden, da nach ihm sämtliche späteren Heilerper-
sönlichkeiten oder Gurus die Art seines Auftretens, Marketings und Schüler-
bildung kopierten, sich jedoch zugleich von ihm entscheidend unterschieden,
indem sie die Konfrontationshaltung gegenüber dem Staat und seinen Institutionen vermieden. Zugleich stellt die Karriere Grönings den letzten Versuch
dar, die in ihrer Machtfülle und Einfluss bereits angeschlagenen traditionellen
Religionsgemeinschaften zu ersetzen. In den Jahrzehnten danach büßten sowohl der Obrigkeitsstaat als auch die Kirchen als Hüter von Gesundheit und
Wohlbefinden sowie Künder einer glorreichen Zukunft derartig an Vertrauen
ein, dass es für nach einer Karriere strebende Wunderheiler unnötig, wenn
nicht gar kontraproduktiv erscheinen musste, sich zu diesen an Bedeutung
verlierenden Institutionen als Gegensatz zu positionieren.

## Bruno Grönings Leben und Wirken in seiner Zeit

Bruno Gröning wurde unter dem Namen „Grönkowski" am 30. Mai 1906 in
Danzig als viertes von sieben Kindern geboren. Den Namen „Gröning" nahm
er erst später an. Sein Vater August Grönkowski arbeitete als Maurerpolier.
Die Apologeten Grönings behaupten, dass er bereits in der frühen Kindheit
„Stimmen" gehört, aber auch habe erzeugen können, um Frieden in der Familie zu stiften (SCHMIDT 1949: 15, HÄUSLER, EICH 2005: 17). Auch in der Zeit
seiner Jugend sei er stets hilfsbereit gewesen und habe zu dieser Zeit bereits
die Gabe zu Heilungen besessen. Sein Bruder Karl Gröning jedoch schrieb in
seinen unpublizierten Erinnerungen vor allem davon, wie sein Bruder Bruno
sich als Schürzenjäger betätigte, der jeder Frau die Ehe versprach und auf-

---

1    Die Literatur zu Gröning war bis in die späten 1980er-Jahre entweder von grenzenloser
     Verehrung durch seine Anhänger bzw. die Verdammung durch die juristischen Gegner
     geprägt, siehe z. B. TRAMPLER 1950, SCHÄFER 1959, SCHULZ 1969. Dies änderte sich zu-
     nächst durch eine an der TU München abgeschlossene medizinhistorische Dissertation,
     siehe GEUPEL 1988. Zur neueren Forschung siehe WIESENDANGER 1996, OBRECHT 1999,
     MILDENBERGER 2008, MILDENBERGER 2010, BLACK 2012. Unverändert blieb das Bild Grö-
     nings bei seinen Anhängern, siehe BUSAM 1991, BUSAM, LUHM 1992, HÄUSLER, EICH 2005.

grund dieses Benehmens häufig mit dem Vater in Konflikt geriet.[2] In diesen sehr subjektiven Aufzeichnungen erscheinen die angeblichen „Wunder" Bruno Grönings eher als Produkt einer übersteigerten Fantasie.

Bruno Grönkowski besuchte in Danzig-Langwasser die Volksschule, anschließend begann er eine kaufmännische Lehre, die er aber nach etwas mehr als zwei Jahren abbrach, um Zimmermann zu werden. Auch diese Ausbildung konnte er nicht beenden, da die Firma in Konkurs ging. 1925 eröffnete Grönkowski eine eigene Möbeltischlerei, scheiterte jedoch mit seinem Geschäftsmodell. Daher nahm er in der Folgezeit eine Vielzahl von Gelegenheitsarbeiten an, arbeitete wahrscheinlich auch in einem Wanderzirkus und kam dort mit der Hypnose in Berührung. 1927 heiratete er die etwa gleichaltrige Gertrud Cohn, 1930 wurde der Sohn Harald geboren. 1932 trat er mit der Mitgliedsnummer 1.392.070 in die Nationalsozialistische Partei Deutschlands (NSDAP) ein, 1936 ließ Grönkowski seinen Namen in „Gröning" germanisieren.[3] Das Familienleben litt unter der Krankheit des Erstgeborenen, Harald starb 1939 an einem Herzklappenfehler. 1940 wurde der Sohn Günther geboren, er erlag 1949 einer Brustfellentzündung – ohne dass Gröning in der Lage gewesen wäre, seinen eigenen Söhnen zu helfen. Durch Kriegswirren, Deportation und Kriegsgefangenschaft brach die Familie Anfang 1945 auseinander, erst im Dezember desselben Jahres kamen Mutter, Ehemann und Sohn in Dillenburg wieder zusammen. Der Neuanfang misslang dem Familienvater in zahlreichen Branchen. Etwa ab Herbst 1948 begann Gröning, sich in Dillenburg und der Umgebung als Heiler auszugeben (MILDENBERGER 2008: 38). Nach einer Zwischenstation bei einer Familie in Duisburg wurde er von den Eltern eines an Muskeldystrophie erkrankten Jungen im März 1949 nach Herford eingeladen. Scheinbar gelang es ihm, den Zustand des Sohnes des Ehepaars Hülsmann zu bessern, und die Neuigkeit verbreitete sich rasch in der von Flüchtlingen überlaufenen Kleinstadt. Alsbald begann Gröning, vom Balkon des Hauses der Familie Hülsmann aus Massenheilungen von Patienten durchzuführen. Den Eindruck, den er auf die Menschen machte, hing damit zusammen, dass er auch physisch eine besondere Erscheinung war:

> Unter einem kräftig-derben, faltendurchfurchten Gesicht zeigt sich ein monströser Kropf; das Haupthaar fällt in langen Wellen in den Nacken und weicht vorne leicht zurück. G. liebt schwarze Bekleidung.[4]

Die Methode der Massenheilung erfuhr Beachtung, insbesondere in den ersten danach publizierten Büchern über Gröning. Sein Anhänger Friedrich Retlow erhob ihn zum Erben von Paracelsus (1493–1541), da Gröning den „Ätherkörper" des Menschen stimuliere, Krankheiten der Menschen durch Ansehen erkenne und mit einer höheren Welt in Kontakt stehe (RETLOW 1949: 11 f.). Von dort leite er den „Heilstrom" auf die Kranken herab:

---

2  STAATSARCHIV MÜNCHEN, StA 3178/4, Bericht von Karl Gröning: Melker-Wachmann-Kohlentrimmer. Beinahe ein alltäglicher Lebenslauf, S. 9–12.

3  BUNDESARCHIV BERLIN, BDC, PK D 182, 1667–674, 1670, 03.09.1936, Brief, maschinenschriftlich, Danzig, Gauleitung NSDAP an Reichsleitung.

4  SCHÄFER 1959: 140.

> Die äußerliche, im Körper zutage tretende Wirkung des Stromes ist wie eine sehr zarte Elektrifizierung, verbunden mit einer Durchwärmung, Durchblutung und Entspannung des kranken Organes, meist des ganzen Körpers. Außer den genannten sind die Wirkungen des Heilstromes natürlich je nach dem Zustand der Krankheit sehr verschieden und mannigfaltig. So können bei dem einen die Schmerzen schnell schwinden, während bei dem anderen Schmerzen in Erscheinung treten, welche durch die Veränderungen im Organismus erst entstehen.[5]

Eventuell trete ein „Regelungsschmerz" auf, wenn der durch den Heilstrom aktivierte Organismus die Krankheiten absorbiere. Zur selben Zeit erschien eine weitere Schrift, in der suggeriert wurde, Gröning könne multiple Sklerose heilen (BERGFELDT 1949). Ein anderer begeisterter Anhänger Grönings berichtete, dieser habe die Menschen aufgefordert, ihr Leiden „fortzuwerfen" (KAIRL 1949: 13). Schließlich ereigneten sich erste „Heilungen" lokaler Prominenter. Den Anfang machte der seit einem Rennunfall gelähmte Motorradfahrer Heinrich Müller, der eine Berühmtheit in Herford war (KAIRL 1949: 8). Gröning selbst positionierte sich als Vollstrecker göttlichen Willens. Dies veranlasste die lokalen Kirchenvertreter, sich mit Gröning auseinanderzusetzen. Der Superintendent der evangelischen Kirche Hermann Kunst (1907–1999) wollte sich kein endgültiges Urteil erlauben, zeigte sich jedoch von den Heilerfolgen Grönings und seinem starken – wenn auch primitiven – christlichen Glauben beeindruckt.[6] Jedoch betonte er, dass jeder Gläubige zunächst einmal selbst um Heilung beten solle, ehe er sich fremden Propheten anvertraue, damit keine Heilung auf Basis der „Kräfte von unten" initiiert werde.[7] Im Laufe weniger Wochen kam Kunst aber zu dem Schluss, dass von Gröning definitiv eine Gefahr ausgehe. Möglicherweise wollte Kunst mit seinem katholischen Amtskollegen gleichziehen, der sich Anfang Juni 1949 eindeutig gegen Gröning positioniert hatte.[8] Die Warnungen der Kirchenvertreter fruchteten bei den eigenen Gläubigen aber nicht – der Andrang zu Gröning nahm weiter zu.

Um der Massen an Heilsuchenden Herr zu werden und um möglichst viele Patienten gleichzeitig behandeln zu lassen – und so Geld zu verdienen –, lernte Gröning eine Gehilfin an, die nun im Auftrag Grönings an kranke Kinder herantrat, um deren Leiden in sich aufzunehmen und zu Gröning zu bringen. Dieser sandte daraufhin einen „Heilstrom" aus, der über die Mitarbeiterin (die Mutter des kleinen Dieter Hülsmann) auf die kranken Kinder einwirkte (TRAMPLER 1950: 15). Um diesen Heilstrom sammeln zu können, verteilte Gröning an seine Anhänger kleine Stanniolkugeln, mit deren Hilfe der Kranke die Heilkräfte konzentrieren und erhalten sollte (OBRECHT 1999: 225). Diese enthielten Hautpartikel, Fingernägel oder Speichel des Heilers.

---

5    RETLOW 1949: 7.
6    LANDESKIRCHLICHES ARCHIV BIELEFELD, Bestand 4 Nr. 13, Archiv des Kirchenkreises Herford Nr. 966, Akt 6,1: Wunderdoktor Gröning, Schriftwechsel. Mai 1949, Stellungnahme, maschinenschriftlich, Herford von Hermann Kunst, S. 1–2.
7    Ebenda, S. 3.
8    KREISARCHIV HERFORD, 32/2/7 Bruno Gröning 1949–1954, Anfang Juni 1949, Bericht, maschinenschriftlich, Herford, Pfarrer Hoffmann über Gröning.

Aus Sicht zeitgenössischer Esoteriker war dieses Stanniol ein „guter Sammler und Bewahrer von Elektrizität aller Art und wohl auch von Od" (Schrödter 1959: 41).[9] Die Behörden und Kirchenvertreter blieben zunächst rat- und planlos, ehe sie in einer gemeinsamen Kraftanstrengung und unter Beiziehung überregionaler Polizeikräfte schließlich Mitte Juni 1949 Gröning aus der Stadt vertreiben konnten. Die nächsten Wochen waren die lokalen Ärzte damit beschäftigt, den „Geheilten" beizustehen, wenn diese beispielsweise im Fall von Diabetes auf Diäten und Insulin verzichtet hatten.[10]

Über mehrere Zwischenstationen gelangte Gröning im September 1949 nach München bzw. in die Nähe von Rosenheim, wo er zeitweise bis zu 15.000 Menschen täglich „behandelte".[11] Als lokale Polizeibehörden dieses Treiben unterbinden wollten, behauptete Gröning, er befinde sich auf Einladung von Kardinal Michael von Faulhaber (1869–1952) in Bayern. Erst ein energisches Dementi des Erzbistums München-Freising, verbunden mit einer Warnung vor Gröning, ermunterte die weltlichen Behörden, gegen Gröning erste Ermittlungen einzuleiten, woraufhin dieser im November 1949 den Traberhof verließ und nach Norddeutschland abreiste.[12] Hier hielt er an verschiedenen Orten weiter Vorträge. Im Februar 1950 mischte sich im Auftrag der Staatsanwaltschaft Oldenburg der Arzt Julius Ahlhorn (1919–1997) unter die Heilsuchenden und gelangte trotz des misstrauischen Saalschutzes in das Auditorium.[13] Die Kranken warteten auf harten Stühlen den gesamten Abend, erst gegen drei Uhr morgens erschien Gröning.

> In ziemlich lächerlicher Pose, die unangenehm an die Pose Hitlers erinnerte, stand er einige Minuten stumm auf der Bühne. Dann begann er mit einer Ansprache, die eindreiviertel Stunden dauerte. […] Am auffallendsten waren die sich häufenden Wahnideen in Form von Größenwahn und Verfolgungswahn. Es besteht für mich nicht der geringste Zweifel, dass es sich bei G. um einen schweren Paranoiker handelt oder um einen besonders schweren Psychopathen mit paranoiden Reaktionen.[14]

Schließlich begannen die „Heilungen". Gröning sprach mit jedem Patienten ein paar Worte, verteilte Stanniolkugeln. Viele, schließlich alle Anwesenden fühlten sich besser, die Stimmung begann zu steigen.

---

9   Der Begriff „Od" bezieht sich auf die von dem Naturforscher Karl von Reichenbach (1788–1869) benannte heilmagnetische Kraft gleichen Namens.

10  Kreisarchiv Herford, 32/2/7 Bruno Gröning 1949–1954. 21.06.1949, Briefdurchschlag, maschinenschriftlich, Hamm/St. Marien-Hospital, Lt. Arzt an Medizinalrat Dr. Lehmkuhl.

11  Staatsarchiv München, LR 1 51.182 Landratsamt Rosenheim, sogen. Wunderdoktor. 10.09.1949, Fernschreiben, maschinenschriftlich, Rosenheim, Kriminalpolizei Rosenheim an das Präsidium der Landespolizei.

12  Archiv des Erzbistums München-Freising, Kardinal-Faulhaber-Archiv, Akt 5952, Pressesammlung. Münchner Kirchenzeitung 23.10.1949.

13  Staatsarchiv München, StA 3178/1. 10.02.1950, Bericht, maschinenschriftlich, Oldenburg, Dr. med. Julius Ahlhorn an die Staatsanwaltschaft Oldenburg.

14  Ebenda.

> Ich sah einmal ein junges Mädchen, das sich aus einem Blumentopf, der die Bühne schmückte, eine Blume pflückte, mit dieser Blume das für sie gerade erreichbare Hosenbein Groenings berührte und sich mit der Blume Stirn und Brust bestrich.[15]

Viele Patienten hatten ihr letztes Barvermögen ausgegeben, doch Alsdorf konnte aus schulmedizinischer Sicht heraus keine einzige echte Heilung beobachten. Abschließend fragte er sich, ob Gröning eigentlich alles selbst veranstalte, oder in der Hand gewissenloser Geschäftemacher sei. Die Frage des finanziellen Erlöses spielte alsbald eine bedeutende Rolle in der Diskussion. Vier- bis fünfstellige Honorarforderungen stellten offenbar keine Seltenheit dar.[16] Die Staatsanwaltschaft München begann mit Ermittlungen, während Gröning sich wieder nach Oberbayern begeben hatte und hier ohne Heilerlaubnis weiterhin tätig war. Gegenüber ihn befragenden Polizisten räumte er ein, an vielen Orten in Deutschland unerlaubt Heilbehandlungen vorgenommen zu haben.[17] Seine Tätigkeit bezeichnete er selbst als „freie Liebestätigkeit", die nicht mit Honoraren, sondern allenfalls mit „freiwilligen Spenden" verbunden gewesen seien.[18] Schließlich stellte ihn der Arzt Eckart Schuster-Woldan (1904–1966) zur Rede:

> Auf meine Frage, z. B. „Was für Krankheiten können Sie heilen?" erhielt ich die Antwort: „Ich heile alle Krankheiten auf dieser Erde!" Als ich Gröning den Rat erteilte, zuerst bei sich selbst anzufangen und den Kropf zu beseitigen, erwiderte er, dass er denselben brauche, um darin alle Krankheiten der Menschen auf der ganzen Welt einzusammeln, und wer an ihn als Erlöser glaubt, der wird auch sofort von seinem Leiden befreit![19]

Nach langen Vorarbeiten erhob die Münchner Staatsanwaltschaft Anklage, doch ein mit Schöffen besetztes Gericht sprach Gröning im März 1952 von dem Verdacht frei, „wissentlich" gegen Gesetze verstoßen zu haben. Für die Zukunft aber war ihm die „freie Liebestätigkeit" juristisch verbaut, was ihn nicht daran hinderte, sogleich weiterzuwirken. Er tat dies im Verborgenen, vor weitaus kleinerem Publikum als in Herford, Oldenburg oder Rosenheim. Auch bezog er ein eigenes Haus in Plochingen und heiratete seine langjährige Sekretärin Josette Dufosse (1921–2016). Mittlerweile hatte sich das politische System stabilisiert, die in der unmittelbaren Nachkriegszeit aufgrund ihrer langjährigen Treue zur nationalsozialistischen Herrschaft desavouierten Kirchen hatten wieder an Bedeutung gewonnen. Die Ärzteschaft, die in den Jahren vor 1945 Patienten an das Erbgesundheitsgericht überstellt oder – im Fall von „Geisteskranken" – an deren Ermordung partizipiert hatte, konnte mit neuen Heilmitteln aufwarten, die viele zuvor unheilbare Krankheiten zu

---

15  Ebenda.
16  STAATSARCHIV MÜNCHEN, StA 3178/2. 16.08.1950, Vernehmung, maschinenschriftlich, Bayreuth, Kriminalpolizei gegen Gebrüder Zappe.
17  STAATSARCHIV MÜNCHEN, StA 3178/1. 11/12.07.1950, Vernehmung, maschinenschriftlich, München, Sachgebiet Einsatz Kriminalabteilung beim Präsidium der Landpolizei München gegen Bruno Gröning, 178–180.
18  STAATSARCHIV MÜNCHEN, StA 3178/2. 27.11.1950, Vernehmungsniederschrift, maschinenschriftlich, München, Sachgebiet Einsatz mit Bruno Gröning.
19  STAATSARCHIV MÜNCHEN, StA 3178/4. 23.05.1951, Brief, maschinenschriftlich, Grainau, Dr. med. Eckart Schuster-Woldan an die Staatsanwaltschaft München.

beseitigen halfen: Cortison oder die Tuberkulose bekämpfenden Antibiotika.
Das sich entfaltende „Wirtschaftswunder" trug seinen Teil dazu bei, durch
pure Not oder psychische Notlagen hervorgerufene (psycho)somatische Erkrankungen zu beseitigen. Der Bedarf an Wunderheilungen und ihren als
„Führer" auftretenden Verkündern sank sukzessive. Stattdessen unternahmen
Staatsanwälte massive Anstrengungen, um diejenigen Personen, die in den
Jahren zuvor den Staat herausgefordert hatten, doch noch belangen zu können. Im Falle Grönings konzentrierte sich die Staatsanwaltschaft München
ab 1954 auf den Fall der Patientin Ruth Kuhfuß, die auf Anraten Grönings
hin eine schulmedizinische Behandlung ihrer Lungentuberkulose abgebro-
chen hatte, da er sie „heilen" werde. Doch die Patientin starb Ende Dezember
1950. Die Mutter von Ruth Kuhfuß berichtete gegenüber den Ermittlungs-
behörden:

> Dr. Gröning [sic!] versprach dort meiner Tochter im Beisein meines Mannes unbedingte
> Heilung. Außerdem bemerkte er, dass sie – meine Tochter – keinen Arzt mehr aufsuchen
> solle, da er sie heilen würde. Mein Mann hat mir dies nach seiner Rückkehr genau ge-
> schildert.[20]

In diesem Zusammenhang stellte sich heraus, dass Gröning auch Fernbehand-
lungen von Patienten durchführte. Nun erhob die Staatsanwaltschaft Anklage
und beauftragte den Psychiater Alexander Mitscherlich (1908–1982) mit der
Erstellung eines Gutachtens. Er äußerte sich folgendermaßen:

> Dieser Mensch verfügt offensichtlich gegenüber einem gewissen Personenkreis über ein
> überdurchschnittliches Maß an Suggestivkraft. Er leidet an einem krankhaften Persön-
> lichkeitsbewußtsein, in dem speziell das Erlebnis eines heilerischen Sendungsauftrages
> hervorsticht. Auf Grund seiner krankhaften Persönlichkeit mag es ihm besonders schwer
> fallen, sich in die Ordnungen dieser Welt einzufügen, in denen er bei entsprechendem
> eigenen Entgegenkommen vermutlich doch in ausreichendem Maße eine Erfüllung und
> Gestaltung seiner Bedürfnisse hätte erreichen können. Eine besondere Tragik liegt darin,
> daß ihm von seiner Umgebung eine entsprechende Bereitschaft entgegenkommt, die
> ebenfalls größtenteils aus krankhaften Gründen herrührt. Der Begutachter wäre Gröning
> lieber nicht in dieser Funktion, sondern im therapeutischen Gespräch gegenüber ge-
> treten.[21]

Ein weiteres Gutachten bestätigte Grönings volle Zurechnungsfähigkeit, woraufhin das Schöffengericht am 1. August 1957 ein für viele Beteiligten erstaun-
lich mildes Urteil fällte. Gröning wurde zu 2.000 DM Geldstrafe verurteilt,
weil er fortgesetzt unerlaubt die Heilkunde ausgeübt hatte. Die Staatsanwaltschaft ging sofort in Revision und erwirkte vor dem Landgericht München I
eine Verurteilung Grönings zu acht Monaten Gefängnis auf Bewährung wegen
fahrlässiger Tötung. Zudem legte es ihm eine Geldstrafe von 5.000 DM auf.[22]
Nun ging Grönings Rechtsbeistand Andreas Grasmüller (1925–2005) in Beru-

---

20  STAATSARCHIV MÜNCHEN, StA 3178a/1. 19.10.1954, Vernehmung, maschinenschriftlich,
    Säckingen, Verhör der Landespolizei von Eugenie Kuhfuß.
21  STAATSARCHIV MÜNCHEN, StA 3178a/2. 18.11.1955, Brief, maschinenschriftlich, Heidel-
    berg, A. Mitscherlich / G. Ruffler an Schöffengericht München-Land.
22  STAATSARCHIV MÜNCHEN, StA 3178a/3. 17.03.1958, Urteil, maschinenschriftlich, Mün-
    chen, Landgericht München I gegen Bruno Gröning.

fung und zog vor das Oberlandesgericht. Die neue Hauptverhandlung legten
die zuständigen Richter auf den 22. Januar 1959 fest. Nach Eröffnung des
Verfahrens vertagte sich das Gericht auf den Monat März. Aber Anfang Februar 1959 verbreitete sich in München ein Gerücht, das alle weiteren Bemühungen von Staatsanwaltschaft und Verteidigung zur Makulatur verdammte:
Bruno Gröning war am 25. Januar 1959 in Paris gestorben. Hierhin hatte er
sich zur Behandlung seines Magenleidens zurückgezogen, das sich als unheil-
bares Karzinom erwies. Erste Vermutungen über eine Erkrankung waren im
Dezember 1958 in der Presse aufgetaucht, jedoch noch dementiert worden.
Selbst die engere Anhängerschaft wurde nicht eingeweiht (EBNER-ESCHENBACH
2001: 6 f.). Es wäre wohl zu peinlich gewesen, wenn sich herausgestellt hätte,
dass der Mann, der behauptet hatte, mit ein paar Stanniolkugeln und festem
Glauben jede Krankheit besiegen zu können, sich bei seiner eigenen Gesundheit nur auf die schöpferische Kraft der Schulmedizin verlassen wollte.


## Erfolgsgründe und Präzeptor

Als Gröning 1949 nach München kam, beobachtete ihn einer der versierten
Mitarbeiter der „Neuen Zeitung", der Journalist Walter Kolbenhoff (1908–
1993). Er schrieb über ihn:

> Die merkwürdigsten Vögel ließen sich in diesen Jahren in der Stadt nieder. So tauchte
> ein Mann auf, der mit seinen langen Haaren und mit seinem Anspruch eine Art leib-
> haftigen Jesus verkörperte. Er hatte einen ungeheuren Kropf, was die Leute in anderen
> Zeiten vielleicht daran gehindert hätte, so blind an ihn zu glauben. Er ließ kleine Kugeln
> aus Stanniolpapier durch seine Finger gleiten und versprach jedem Heilung, sei er nun
> an Krebs, Asthma oder sonst etwas erkrankt.[23]

Kolbenhoff ließ so durchblicken, dass die Kombination aus Erlösergestalt und
Zeitumständen Gröning behilflich gewesen waren. Das allein erklärt seinen
Erfolg jedoch noch nicht. Wie schon zu Zeiten der Inflation nach dem Ersten
Weltkrieg waren in den Westzonen zahlreiche selbst berufene Heilergestalten
unterwegs – aber nur Gröning erlangte europaweite Aufmerksamkeit. Ihm
standen PR-Experten zur Seite, die den Strom der Heilsuchenden bereits in
Herford kanalisierten, um die wirtschaftlich potenten Patienten herauszusu-
chen, die Publikation werbewirksamer Schriften koordinierten, den Kontakt
zu Journalisten vermittelten und dafür Sorge trugen, dass ein harter Kern von
Unterstützern stets an Grönings Seite blieb. Der erste entsprechend geschulte
Mitarbeiter war Egon Arthur Schmidt (1902–1987), der 1933 mit Joseph
Goebbels (1897–1945) den Reichstagswahlkampf der NSDAP in Berlin ko-
ordiniert hatte und später im Reichsministerium für Volksaufklärung und Pro-
paganda tätig gewesen war.[24] Schmidt war es, der frühzeitig bemüht war, lokal
bedeutende Persönlichkeiten als Patienten zu gewinnen, um so den Polizeibehörden vor Ort ein Vorgehen gegen Gröning zu erschweren. Er befeuerte

23  KOLBENHOFF 1988: 86.
24  BUNDESARCHIV BERLIN, Bestand BDC, PK P 134, Karteikarte Schmidt, Bl. 1811–1820.

den Rummel um Gröning auch durch Produktion und Vertrieb von signierten Fanpostkarten. Vor allem aber stellte Schmidt den Kontakt zu den Redakteuren der einflussreichen Illustrierten „Revue" her, die ein Aufeinandertreffen von Gröning mit dem Nestor der westdeutschen Psychosomatik Viktor von Weizsäcker (1886–1957) und seinen Mitarbeitern arrangierten. Die Redaktion der Illustrierten hatte mit dem vormaligen Marburger Psychologieprofessor Gert Heinz Fischer (1909–1993) einen eigenen Experten vor Ort, der von Grönings Tätigkeit sehr angetan war (Lück 2017: 126). Im Sommer 1949 wurden Gröning Patienten vorgeführt, die er im Beisein der Ärzte heilen sollte. Einen Patienten mit Bechterewscher Krankheit besserte Gröning angeblich dahingehend, dass dieser wieder Treppen steigen konnte. Daraufhin äußerten sich die Kliniker positiv, was sich sogleich in Schlagzeilen niederschlug:

> Das Urteil der Psychotherapeuten lautete: „Bruno Grönig ist kein Scharlatan oder Hypnotiseur, sondern ein begabter nicht-ärztlicher Psychotherapeut."[25]

Im Anschluss an die Untersuchungen gaben die beteiligten Ärzte der Zeitschrift „Revue" fragwürdige Interviews. Darin wurde u. a. ausgeführt, dass das ausgeprägte Struma Grönings das Ergebnis von negativer Strahlung der Patienten sei. Auch sei Gröning hervorragend geeignet, kranke Menschen aus ihrem Leiden „herauszureißen" (Bongartz, Laux 1949: 9). Versuche der Heidelberger Nervenklinik, im Nachgang der Reportagen das Bild Grönings zu objektivieren, scheiterten. Aus Sicht seiner Anhänger hatte Gröning nicht nur die göttlichen Kräfte, sondern auch das Wissen der Medizin auf seiner Seite. Trotz dieser Erfolge zerstritten sich Gröning und Schmidt, woraufhin Ersterer nach seinem Rückzug aus Herford Letzteren durch den Staatswissenschaftler und zeitweiligen NS-Gegner Kurt Trampler (1904–1969) ersetzte. Trampler hatte von Gröning Heilung von seiner schweren Arthritis, verbunden mit einem „traumatischen Knickplattfuß", erhofft und erlangt (Mildenberger 2006/07). Als sich Gröning Ende 1949 in Richtung Wangerooge verabschiedete, trat dort der vormalige SS-Offizier Otto Meckelburg (1911–19??) auf den Plan, der den „Verein zur Erforschung Gröning'scher Heilmethoden" als Spendenwaschanlage gründete.[26] Als staatsanwaltschaftliche Ermittlungen einsetzten, verabschiedete sich Gröning von ihm und ersetzte ihn wieder durch Trampler. Ihre Wege trennten sich 1952, woraufhin Gröning mithilfe von einflussreichen Gönnern im Herbst 1953 in Murnau einen neuen „Gröning-Bund" aus der Taufe heben ließ, der ihm im Rahmen von Vereinsvorträgen als Forum und Werbeplattform diente. Als sich diese Anhängerschaft nach dem erstinstanzlichen Urteil vor dem Schöffengericht München im März 1958 zerlief, gründete sich sogleich ein neuer „Verein zur Förderung seelisch-geistiger und natürlicher Lebensgrundlagen in Deutschland e. V.", der die Solidaritätswerbetrommel rührte.

---

25 Schulz 1969: 199.
26 Staatsarchiv München, StA 3178/2. 16.08.1950, Vernehmung, maschinenschriftlich, Bayreuth, Kriminalpolizei gegen die Gebrüder Zappe.

Diese Verbindung aus gekonntem Marketing, Affinität zu einflussreichen Persönlichkeiten und der steten Beschwörung der eigenen Rolle als Vollstrecker göttlicher Kräfte bei gleichzeitiger Ignoranz gegenüber den Gesetzen des Gesundheitsmarktes erscheint heute präzeptorisch in Kenntnis späterer Sektenführer oder Gurus, war jedoch in der deutschsprachigen Welt nicht völlig neu. Bereits zu einer anderen Notzeit, in der Weltwirtschaftskrise der frühen 1930er-Jahre, hatte ein österreichischer Privatgelehrter mit Namen Valentin Zeileis (1873–1939) sehr ähnliche Wege beschritten. Zeileis hatte zunächst in Wien als Heilmagnetiseur gearbeitet, wobei ihm diese Tätigkeit als Nichtarzt gestattet wurde, da er in zweiter Ehe mit Friederike von Mautner-Markhof (1872–1954), die aus einer der einflussreichsten Industriellenfamilien Österreichs stammte, verheiratet war (KÖRNER 2012: 42, OBERMÜLLER 1930: 10). Auf dem gemeinsamen Anwesen im oberösterreichischen Gallspach entwickelte Zeileis eine Methode zur therapeutischen Anwendung von Tesla-Strömen, die er gegen psychosomatische Erkrankungen in Form von Massenheilungen einsetzte:

> Die Kranken entblößen den Oberkörper, nur wenige entkleiden sich ganz. Die Behandlung beginnt. Jeder Kranke nimmt nur wenige Sekunden in Anspruch (3000 Kranke in 8 Stunden!). Zeileis hat in der rechten Hand eine elektrische Dusche, die mit einem Hochspannungsgerät verbunden ist. Der Zuleitungsdraht sprüht im verdunkelten Raum büschelförmige, bläuliche Funken. Eine breite, ebenfalls bläulich glänzende, knisternde Strahlung geht von der Endplatte der Dusche aus. Wird die Platte etwas schräg gehalten, dann springen unter starkem Geräusch aus etwa 10–15 cm Entfernung Blitzbänder auf den Kranken über. Strahlung und Blitz, ein Strich über die Brust, ein Strich über den Rücken, das ist eigentlich alles, was Zeileis macht.[27]

In seinem Auftreten kopierte Zeileis die Aura des Priesters: Ein langer weißer Bart ließ ihn wie eine irdische Kopie von Gottvater erscheinen, der schwarze Gehrock erinnerte an die (katholische) priesterliche Soutane, und die bläulichen Blitze ähnelten den Darstellungen des Atem Gottes in katholischen Kirchen. Zehntausende von Heilsuchenden begaben sich nach Gallspach, angelockt durch reißerische Reportagen in Illustrierten, die Zeileis mit initiiert hatte. Die Behörden sahen dem Treiben jahrelang tatenlos zu, da der Druck der Patienten und die Protektion des Akteurs durch den Einfluss seiner Frau ihn vor Nachstellungen weitgehend schützten. Doch in einer Sache unterschied sich Zeileis von Gröning: Er erkannte rechtzeitig, dass in einer erneut gefestigten staatlichen Ordnung, wie sie in Österreich spätestens 1934 Gestalt annahm, kein Platz für einen Außenseiter war. Daher übertrug er die Leitung seines Instituts an den Sohn Fritz (1898–1978), der Medizin studiert hatte. So konnte das Zeileis-System bis heute überdauern und fungiert nun als „Gesundheitszentrum" und „Spa".

---

27  LIEK 1940: 95.

## Nachhall und Epigonen

Der Tod des Meisters bedeutete nicht den Kollaps der Anhängerschaft. Gröning hatte frühzeitig Schüler angelernt, die den von ihm kanalisierten und transportierten „Heilstrom" an Kranke bzw. Interessierte weitergeben konnten. Um mit ihm in Kontakt bleiben zu können, wurden alsbald abgeschraubte Radioantennen in der einen und die von ihm befeuchteten Stanniolkugeln oder zu Lebzeiten ausgehändigte Fotografien in der anderen Hand gehalten (BOLLACK 1991). Ein materielles Erbe bestand faktisch nicht, und die Weiterführung der Arbeit des „Vereins zur Förderung seelisch-geistiger und natürlicher Lebensgrundlagen" wurde dadurch erleichtert, dass Grönings französische Ehefrau keine Ansprüche auf die Rolle einer Prophetin erhob, sondern sich in ihre Heimat begab und ein neues Leben begann. In den 1960er-Jahren erlahmte zunächst das Interesse an Gröning. Seine ideologischen Erben zogen sich nach Österreich zurück. 1979 kam es zur Spaltung. Unter Führung der Lehrerin Grete Häusler (1922–2007) entstand der „Bruno-Gröning-Freundeskreis" (BGF). Die Gründerin war nach Eigenangaben 1950 durch Gröning von einem schweren Leiden kuriert worden. Sie führte den BGF in das Umfeld der New-Age- und Ökobewegung und positionierte den Verein als quasireligiöse Erweckungsgruppe, die Selbsterfahrungskurse, Drogenentzug und Betreuung von orientierungslosen Jugendlichen anbot.[28] Eine Konfrontation mit dem Staat wurde vermieden, dem stets im Raum schwebenden Vorwurf der „Kurpfuscherei" durch Bildung eines eigenen Ärztenetzwerks (Medizinisch-Wissenschaftliche Fachgruppe) entgegengewirkt (SENATSVERWALTUNG 1999: 61 f.). Der Leiter der Fachgruppe, der Arzt Matthias Kamp, listet in seinen Werken zahlreiche Heilungserfolge auf, die sich allein durch den Anblick eines Fotos Grönings und die Transferierung des „Heilstroms" eingestellt hätten. „Colasucht" werde ebenso geheilt wie Diabetes oder Asthma bronchiale (KAMP 1998: 30, 95).

Den kirchlichen Sektenbeauftragten gilt der BGF als lästige Konkurrenz in Glaubensfragen. Das Scheitern Grönings bei der Heilung der eigenen Krankheit sowie dem Leiden seiner Kinder wird ausgeblendet und der Tod von Patienten als Folge der Abwendung von Gröning interpretiert. Bis heute ist der BGF europaweit aktiv und behauptet, Zehntausende von Anhängern zu besitzen. Aber dennoch ist ein sukzessiver Mitgliederschwund abzusehen: Die letzten von Gröning selbst „geheilten" Personen sterben, die Digitalisierung beseitigt die Radioantennen, die allgemeine Verfügbarkeit von negativen Informationen über Gröning erschüttert das Vertrauen der Anhängerschaft, und nach dem Tode Häuslers fehlt eine Führungspersönlichkeit, die glaubwürdig eine Kontrolle des „Heilstroms" beweisen könnte.

---

28  In diesem Zusammenhang wird seitens des BGF nicht thematisiert, dass Gröning selbst Kettenraucher war, siehe Archiv des Instituts für Grenzgebiete der Psychologie und Psychohygiene (IGPP), Bestand 20/16, Pressesammlung. PA 051: *Heilung aus dem Jenseits. Heim und Welt*, 45/1989: 20.

Einen ganz anderen Weg schlug Grönings vormaliger Meisterschüler und Propagandist Kurt Trampler ein. Er hatte sich im Laufe des Jahres 1952 mit seinem Lehrmeister überworfen, da Trampler der Auffassung war, Gröning und er müssten sich den Gesetzen des Staates unterwerfen und entweder Medizin studieren oder die Zulassung als Heilpraktiker erhalten. Dies lehnte Gröning für sich und seine Verbündeten ab, Trampler hingegen wurde Heilpraktiker im oberbayerischen Feldafing. Bereits in seinem 1952 erschienenen Buch „Gesundung durch den Geist" spielte Gröning keine Rolle mehr (TRAMPLER 1952). Darin erklärte der Autor zwar die „geistige Heilung" zur Alternative zur Schulmedizin, empfahl aber stets, auch einen regulären Arzt hinzuzuziehen. Er erkannte, dass nicht die *geistige Heilung* an sich oder Gedanke an einen „Heilstrom" desavouiert war, sondern allein die Person Grönings und seine Selbstberufung als „neuer Christus". Die „Heilungen durch den Geist" seien zwar naturwissenschaftlich unerklärbar, sollten aber besser als Ergebnis „metaphysischer Gesetzmäßigkeiten" betrachtet und nicht mit dem Begriff „Wunder" versehen werden (TRAMPLER 1959: 25). Um ihre Wirkung zu beweisen, verbündete sich Trampler mit dem Nestor der westdeutschen Parapsychologie Hans Bender (1907–1991). Dessen Team am Institut für Grenzgebiete der Psychologie und Psychohygiene in Freiburg i. Br. untersuchte 1955 die Erfahrungen von 247 der 650 von Trampler beigebrachten Patienten und ihren Krankengeschichten. Der Psychologin Inge Strauch (1932–2017) beobachtete, wie leicht es Trampler fiel, zu den von Ärzten vielfach enttäuschten Personen ein Vertrauensverhältnis aufzubauen (Strauch 1960: 25). So schien es erklärlich, weshalb Trampler bei 61 Prozent der Patienten ein subjektives Gefühl der Besserung erzielen konnte, obwohl eine „objektive Besserung" nur bei 22 Probanden (9 Prozent) festzustellen war (STRAUCH 1958: 82). Je höher der funktionelle Anteil am Leiden der Kranken war, desto größer waren die Chancen Tramplers, den Heilsuchenden zu helfen. Um nicht als „Placebo in Menschengestalt" zu erscheinen, bot Trampler 1957 an, Fernheilungen via Telefon durchzuführen. In Kooperation mit dem Hamburger Arzt Hans Rehder koordinierte Bender das Unterfangen. Rehder bat drei Patientinnen zu einer bestimmten Uhrzeit in seine Praxis und ließ sie – ohne Vorabinformation – durch Trampler fernbehandeln. Das Ergebnis war ernüchternd, die Patientinnen fühlten nichts. Daraufhin informierte Rehder beim nächsten Termin die Patientinnen darüber, dass Kurt Trampler nun eine „magische Fernbehandlung" vornehmen werde (AUHOFER 1960: 60). Zur Unterstützung gab Rehder den Frauen Tramplers Buch „Lebenserneuerung durch den Geist" zu lesen und überreichte ihnen Aluminiumfolien, damit sie die Heilkräfte besser aufnehmen könnten (BENDER 1959: 158). Jedoch wusste Trampler von diesen Vorgängen in Hamburg überhaupt nichts und nahm infolgedessen auch keine Fernheilung vor (REHDER 1955, SCHRÖDTER 1959: 90). Gleichwohl fühlten sich die Kranken gebessert, zwei von ihnen schienen gar geheilt. Trampler erblickte in dem Ergebnis einen Erfolg und schritt sogleich zur öffentlichkeitswirksamen Bewerbung seiner Heilkräfte und verkündete in einer Zeitschrift:

„Gib mir Deine Krankheit, ich heile sie."[29] Daraufhin strengte die wirkmächtige Zentrale zur Bekämpfung der Unlauterkeit im Heilgewerbe (ZBUH) ein Ermittlungsverfahren gegen ihn an. Nur das Versprechen Tramplers, populistische Werbung in Zukunft zu unterlassen, bewahrte ihn vor dem Verlust der Heilpraktikererlaubnis. Er musste sich in das bestehende Gefüge des Gesundheitsmarktes einfügen und beschränkte sich in seinen Publikationen auf die Bestimmung seiner Rolle als Teil des göttlichen Weltgefüges (TRAMPLER 1964). Sein Tod 1969 unterband eine mögliche Kontaktaufnahme zu fernöstlichen Gurus und Heilergestalten, die in den Jahren danach in der Bundesrepublik auftraten.

## Schlusswort

Bruno Gröning war ein Zeitphänomen. In der Phase der noch nicht verblassten Hoffnung auf eine leuchtende Führergestalt bei gleichzeitiger Abwesenheit staatlicher Autorität und des Kontrollverlusts der etablierten Kirchen konnte er zeitweise große Erfolge feiern, indem er die Aktionsweisen früherer Heiler synthetisierte und professionalisierte. In seinem Bestreben, sich als göttlicher Sendbote und Antipode zum neu entstehenden (west)deutschen Staat zu positionieren, überspannte er die Rezeptionsbereitschaft von Anhängern und Öffentlichkeit und geriet zunehmend ins Abseits. Die Vertreter der Kirchen hatten sich – nach kurzem Zögern – frühzeitig gegen ihn gestellt und doch mit ansehen müssen, wie wenig Hirtenbriefe und Mahnungen beim eigenen Kirchvolk fruchteten. Gröning unternahm keinen Versuch der Anpassung (wie Trampler) und starb schließlich, ohne an seine früheren Erfolge anknüpfen zu können. Seine Anhängerschaft zerlief sich zwar nicht, konnte aber den sich in den 1960er-Jahren abzeichnenden Prozess der Säkularisierung und des Vertrauensverlustes der Menschen in die Kompetenzen der pharmazeutischen Industrie und des Obrigkeitsstaates in Zeiten der Contergankatastrophe und der Freigabe der „Pille" nicht für sich nutzen (ESCHENBRUCH 2007, SCHWERIN 2009). Die Neupositionierung des BGF gelang nur unter ausdrücklicher Verleugnung des Erbes Grönings als Gegenakteur zur bestehenden staatlichen Ordnung und zum Gesundheitssystem. Ähnlich agierten und agieren andere Gurus und Heilsbringer – es sei denn, sie bewegen sich außerhalb Europas, wie es zeitweise „Bhagwan" (1931–1990) im indischen Poona gelang, wo er keinerlei staatliche Verfolgung fürchten musste. Aktuell gehen die Akteure so weit, Heil-„Handlungen" (z. B. das Handauflegen) komplett zu unterlassen und die Patienten lediglich anzusehen (WITTMANN 2011). In Zeiten der digitalen Verfügbarkeit von Informationen und Videos könnte hierin ein Instrument zur Umgehung von Gesetzen liegen. Für Grönings Erben ist diese Entwicklung jedoch verbaut, da zu einer Kontaktaufnahme analoge Mittel und

---

29   Generallandesarchiv Karlsruhe, Abt. 69, Zentrale 152b. 08.01.1962, Brief, maschinenschriftlich, München, Ernst Wolf an ZBUH. Darin: 18.11.1960, Vernehmung, maschinenschriftlich, Planegg, Bayerische Landpolizei gegen Kurt Trampler.

Zeitzeugen notwendig sind. Bleibt zuletzt noch zu betonen, dass es keineswegs „nur" Personen aus der Unterschicht waren, die sich zu Gröning oder dem BGF hingezogen fühlten. Dass „Wunderheilungen" gerne von Personen mit höherem Bildungsgrad geglaubt werden, hat der Medizintheoretiker Peter Kaiser herausgearbeitet (KAISER 2001: 141). Auch die Patientenbefragung von 1939 hatte bereits ergeben, dass die meisten kritischen Patienten Angehörige des Angestelltenberufes waren (MICHL 1944b: 38).

## Quellen

ARCHIV DES ERZBISTUMS MÜNCHEN-FREISING IN MÜNCHEN, Kardinal-Faulhaber-Archiv, Akt 5952.
ARCHIV DES INSTITUTS FÜR GRENZGEBIETE DER PSYCHOLOGIE UND PSYCHOHYGIENE FREIBURG I. BR., Bestand 20/16.
BUNDESARCHIV BERLIN, Bestand BDC, PK D 182, PK P 134.
GENERALLANDESARCHIV KARLSRUHE, Abt. 69, Zentrale 152b.
KREISARCHIV HERFORD, 32/2/7.
LANDESKIRCHLICHES ARCHIV BIELEFELD, Bestand 4 Nr. 13.
STAATSARCHIV MÜNCHEN, LR I 51.182, StA 3178/1, 3178/2, 3178/4, 3178a/1, 3178a/2, 3178a/3.

## Literatur

ALLWOHN A. 1989. *Magie und Suggestion in der Heilkunde.* In BITTER W. (Hg). *Magie und Wunder in der Heilkunde. Ein Tagungsbericht.* Stuttgart: Kröner: 29–50.
AUHOFER H. 1960. *Aberglaube und Hexenwahn heute. Aus der Unterwelt unserer Zivilisation.* Freiburg i. Br.: Herder.
BARZ C. 2015. *„Wenn ich das kann, kann's jedermann." Der „Naturmensch" Gustav Nagel als lebensreformerisches Gesamtkunstwerk.* In BARZ C. (Hg). *Einfach. Natürlich. Leben. Lebensreform in Brandenburg 1890–1939. Ausstellungkatalog.* Potsdam: Verlag für Berlin und Brandenburg: 63–70.
BENDER H. 1959. *Glaubensheilung und Parapsychologie.* In BITTER W. (Hg): a. a. O.: 140–159.
BERGFELDT J. 1949. *Herfords Wunderdoktor.* Minden: Selbstverlag.
BILZ F. E. 1898. *Das Neue Naturheilverfahren. Lehr- und Nachschlagbuch der naturgemäßen Heilweise und Gesundheitspflege.* Leipzig: Bilz.
BLACK M. 2012. Miracles in the Shadow of the Economic Miracle. The „Supernatural" 50s in West Germany. *The Journal of Modern History* 84: 833–860.
BOLLACK A. 1991. *Auf dem Lehrpfad mit Bruno Gröning.* Berlin: Edition Busam.
BONGARTZ H., LUX H. 1949. Gröning. Sender eines Strahlenfeldes? *Revue. Die Weltillustrierte* 30: 9–10.
BUSAM W. W. (Hg). 1991. *Bruno Gröning. Hilfe und Heilung. Ein Wegweiser.* Berlin: Edition Busam.
BUSAM W. W., LUHM C. (Hg). 1992. *Wegeweisungen 1949 bis 1958 von Bruno Gröning.* Berlin: Edition Busam.
EBNER-ESCHENBACH A. 2001. Freunde, wenn ich nicht mehr unter Euch bin, so bin ich doch bei Euch, vom Geiste aus … *Mitteilungsblatt „Der Weg"* 38/1: 6–7.
ESCHENBRUCH N. 2007. Experteneinfluss und Patientenproteste. Arzneimittelregulierung als Herausforderung für die alternativen Heilweisen, 1965–1976. *Medizin, Gesellschaft und Geschichte* 26: 53–74.

FALTIN T. 2000. *Heil und Heilung. Geschichte der Laienheilkundigen und Struktur antimodernistischer Weltanschauungen in Kaiserreich und Weimarer Republik am Beispiel von Eugen Wenz (1856–1945).* Stuttgart: Franz Steiner.

FICHTNER G. 1982. *Christus als Arzt. Ursprünge und Wirken eines Motivs. Peter Stuhlmacher zum 50. Geburtstag.* In HAUCK K. (Hg). *Frühmittelalterliche Studien. Jahrbuch des Instituts für Frühmittelalterforschung der Universität Münster*, Bd. 16. Berlin: de Gruyter: 1–18.

GEUPEL I. 1988. *Bruno Gröning. Das Phänomen eines Wunderheilers.* med. Diss. TU München.

GOLLWITZER-VOLL W. 2007. *Christus Medicus – Heilung als Mysterium. Interpretationen eines alten Christusnamens und dessen Bedeutung in der praktischen Theologie.* Paderborn: Ferdinand Schöningh.

HÄUSLER G., EICH T. 2005. *Bruno Gröning. Ich lebe, damit die Menschheit wird weiterleben können.* 7. Auflage. Mönchengladbach: Häusler.

HANAUER J. 1972. *Konnersreuth als Testfall. Kritischer Bericht über das Leben der Therese Neumann.* München: Manz.

HUTTEN K. 1968. *Seher, Grübler, Enthusiasten. Sekten und religiöse Sondergemeinschaften der Gegenwart.* 11. Auflage. Stuttgart: Quell.

JÜTTE R. 1996. *Geschichte der Alternativen Medizin. Von der Volksmedizin zu den unkonventionellen Therapien von heute.* München: C.H. Beck.

JUST A. 1897. *Kehret zur Natur zurück! Die wahre naturgemäße Lebensweise als einziges Mittel zur Heilung aller Krankheiten und Leiden des Leibes, des Geistes und der Seele. Das naturgemäße Bad, Licht und Luft. Erdkraft, Naturgemäße Ernährung.* 2. Auflage. Stapelburg i. Harz: Jungborn.

KAIRL A. 1949. *Das Wunder von Herford. Die merkwürdigen Heilerfolge des Bruno Gröning. Lahme gehen, Blinde sehen, Taube hören.* Laudenbach: Lauda.

KAISER P. 2001. *Arzt und Guru. Die Suche nach dem richtigen Therapeuten in der Postmoderne. Soziokultureller Hintergrund von Patienten und sein Einfluss auf die Therapeuten- und Therapiewahl.* Marburg: Tectum.

KAMP M. 1998. *Heilung auf geistigem Wege durch die Lehre Bruno Grönings. Ein systematischer, kurzgefaßter Überblick, mit allen Gemeinschaften des Bruno-Gröning-Freundeskreises weltweit.* Mönchengladbach: Häusler.

KÖRNER D. 2012. *Die Wunderheiler der Weimarer Republik. Protagonisten, Heilmethoden und Stellung innerhalb des Gesundheitsbetriebes.* Freiburg i. Br.: Centaurus (zugleich med. Diss. Heidelberg 2012).

KOLBENHOFF W. 1988. *Schellingstraße 48. Erfahrungen mit Deutschland.* Frankfurt am Main: S. Fischer.

LIEK E. 1940. *Das Wunder in der Heilkunde.* 4. Auflage. München: E. Lehmann.

LINSE U. 2015. *Joseph Weißenberg. Der Lebens-Reformator und seine Friedensstadt.* In BARZ C. (Hg). a. a. O.: 115–122.

LÜCK H. E. 2017. Der Psychologe Gert Heinz Fischer und dessen Begegnung mit dem Wunderheiler Bruno Gröning. *Zeitschrift für Parapsychologie und Grenzgebiete der Psychologie* 50: 119–140.

MICHL W. 1944a. *Die vorliegende Erhebung der Gesellschaft für Konsumforschung (Die Hausarztfrage).* In SCHULTZ J. H., BERGLER G., MICHL W. (Hg). *Vertrauen zum Arzt? Medizinisch-psychologische Auswertung einer Erhebung der Gesellschaft für Konsumforschung durch das Reichsinstitut für Psychologische Forschung und Psychotherapie im Reichsforschungsrat.* Stuttgart: W. Kohlhammer: 8–22.

MICHL W. 1944b. *Psychologie des Vertrauens in die Arzt-Patienten-Gemeinschaft.* In SCHULTZ J. H., BERGLER G., MICHL W. (Hg): a. a. O.: 34–78.

MILDENBERGER F. G. (2006/07). Heil und Heilstrom. Die Karrieren des Dr. Kurt Trampler (1904–1969). *Zeitschrift für Parapsychologie und Grenzgebiete der Psychologie* 47: 149–162.

MILDENBERGER F. G. 2008. Heilstrom durch den Kropf. Leben, Werk und Nachwirkung des Wunderheilers Bruno Gröning (1906–1959). *Sudhoffs Archiv. Zeitschrift für Wissenschaftsgeschichte* 92: 35–64.

MILDENBERGER F.G. 2010. Heilstrom, Wunderheilung, Hysterie? Das Phänomen Bruno Gröning in Herford 1949 und Deutschland (bis 1959). In *Historisches Jahrbuch für den Kreis Herford* 17: 34–59.

OBERMÜLLER H. 1930. *Beim Wunderdoktor in Gallspach. Unterredung mit Dr. Fritz Zeileis.* Nürnberg: Sebald.

OBRECHT A.J. 1999. *Die Welt der Geistheiler. Die Renaissance magischer Weltbilder.* Köln: Böhlau.

REHDER H. 1955. Wunderheilungen. Ein Experiment. In *Hippokrates. Zeitschrift für praktische Heilkunde und für die Einheit der Medizin* 26: 577–580.

RETLOW F. 1949. *Bruno Gröning's Heilstrom. Seine Natur und seine Wirkung.* Herford: Selbstverlag.

SCHÄFER H. 1959. *Der Okkulttäter (Hexenbanner – Magischer Heiler – Erdentstrahler).* Hamburg: Kriminalistik.

SCHMIDT E.A. 1949. *Die Wunderheilungen des Bruno Gröning.* Berlin: Falken-Bücherei.

SCHRÖDTER W. 1959. *Präsenzwirkung. Vom Wesen der Heilung durch Kontakt.* Ulm: Arkana.

SCHULTZ J.H. 1944. *Anknüpfende medizinisch-psychologische Fragestellungen.* In SCHULTZ J.H., BERGLER G., MICHL W. (Hg): a.a.O.: 23–33.

SCHULZ H. 1969: *Der Wunderdoktor aus Deutschland. Der Fall Bruno Gröning.* In STEMMLE R.A. (Hg). *Der neue Pitaval. Hexenjagd. Der Fall Nielsen-Hardrup und sechs weitere internationale Kriminalfälle.* München: Lichtenberg: 171–220.

SCHWERIN A. 2009. *Die Contergan-Bombe. Der Arzneimittelskandal und die neue risikoepistemische Ordnung der Massenkonsumgesellschaft.* In ESCHENBRUCH N., BALZ V., KLÖPPEL U., HULVERSCHEIDT M. (Hg). *Arzneimittel des 20. Jahrhunderts. Historische Skizzen von Lebertran bis Contergan.* Bielefeld: Transcript: 255–282.

SENATSVERWALTUNG FÜR SCHULE, JUGEND UND SPORT BERLIN. 1999. *Sekten? Risiken und Nebenwirkungen. Informationen zu ausgewählten neuen religiösen und weltanschaulichen Bewegungen und Psychoangeboten.* Berlin: Senatsverwaltung.

STRAUCH I. 1958. *Zur Frage der „Geistigen Heilung". Ergebnisse einer experimentellen Untersuchung an einem „Geistigen Heiler" und seinen Patienten.* phil. Diss. Universität Freiburg i. Br.

STRAUCH I. 1960. Zur Frage der „geistigen Heilung" II. *Zeitschrift für Parapsychologie und Grenzgebiete der Psychologie* 4: 24–55.

TEICHLER J.U. 2002. *„Der Charlatan strebt nicht nach Wahrheit, er verlangt nur nach Geld." Zur Auseinandersetzung zwischen naturwissenschaftlicher Medizin und Laienmedizin im deutschen Kaiserreich am Beispiel von Hypnotismus und Heilmagnetismus.* Stuttgart: Franz Steiner.

TRAMPLER K. 1950. *Die große Umkehr. Fragen um Bruno Gröning.* Seebruck a. Chiemsee: Heering.

TRAMPLER K. 1952. *Gesundung durch den Geist.* München: Herold.

TRAMPLER K. 1959: *Lebens-Erneuerung durch den Geist. Gestaltende Kräfte und Bewusstseins-Schaltungen des gesunden Lebens.* 3. Auflage. München: Herold.

TRAMPLER K. 1964. Der Mensch im höheren Ordnungsgefüge des Lebens. *Naturheilpraxis* 17: 290–292.

WEITBRECHT H.J. 1948. *Beiträge zur Religionspsychopathologie. Insbesondere zur Psychopathologie der Bekehrung.* Heidelberg: Scherer.

WEYGANDT W. 1939. Der Okkultismus, seine Grundlagen und Gefahren. *Zeitschrift für die gesamte Neurologie und Psychiatrie* 166: 453–496.

WIESENDANGER H. 1996. *Das große Buch vom geistigen Heilen. Möglichkeiten, Grenzen, Gefahren.* Bern: Scherz.

WITTMANN M. 2011. Schaun 'mer mal. Wunder ohne Worte – der Auftritt des kroatischen Mehrzweckheilers Braco in Unterschleißheim. *Süddeutsche Zeitung* 129: 9.

# Das Corpus der Segen und Beschwörungsformeln im Nachlass Adolf Spamers

*Nadine Kulbe*

Anfang des 20. Jahrhunderts begann der Volkskundler Adolf Spamer (1883–1953) mit der Sammlung von Forschungsmaterial zu den Themen Religiosität, Frömmigkeit und Medikalkultur. Sein Nachlass, der heute zum größten Teil (rund 15 laufende Meter) im Institut für Sächsische Geschichte und Volkskunde (ISGV) in Dresden aufbewahrt wird, enthält daher zahlreiche Originalquellen, die populäre Glaubensvorstellungen und die Heilung von Krankheiten seit dem Mittelalter dokumentieren.

Spamers Interesse galt frühzeitig vor allem den Textzeugnissen des religiösen und geistigen Heilens. Unter anderem auf seiner Initiative beruhte die Idee einer Sammlung aller Segen, Beschwörungen, Zaubersprüche und Amulette, die seit den Merseburger Zaubersprüchen (9. Jh.) niedergeschrieben worden waren. 1907 begann das Unternehmen mit finanzieller Unterstützung des Verbands der deutschen Vereine für Volkskunde, wurde aber Ende der 1920er-Jahre aufgrund von Konkurrenzprojekten wie dem „Handwörterbuch des deutschen Aberglaubens" wieder eingestellt. Adolf Spamer sammelte daraufhin in Eigeninitiative weiter. Auf der Grundlage dieses Materials erstellte seine Schülerin Johanna Nickel (1916–1984) in den 1950er-Jahren das Corpus in seiner heutigen Form: eine Loseblattsammlung, die als Kartei aufgestellt ist. Geordnet sind die ca. 23.000 enthaltenen Texte alphabetisch nach Krankheitsnamen (von Abnehmen, Adel, Afel, Akelei, Alpensegen bis Zauberei zu bannen, Zauberpferd, zaus und zesem, Zittermal). Die Texte decken einen Zeitraum vom Mittelalter bis in die 1950er-Jahre ab und stammen überwiegend aus dem deutschsprachigen Raum, aber auch aus dem heutigen Polen, den Niederlanden oder der Schweiz. Jedes Blatt verzeichnet einen Text, zudem die Original- und oft auch Sekundärquellen, meist eine Datierung sowie eine Ortsangabe.

Die mittels dieser Formeln realisierten Praktiken funktionieren an der Schnittstelle von religiösem Glauben und der Besprechung von Krankheiten bzw. den imaginierten Krankheitserregern (u. a. Wurm, sagitta diaboli, Alp).

Neben dem Corpus enthält der Nachlass Spamers noch weitere relevante Unterlagen: Rezeptbücher seit dem 17. Jahrhundert, Gebetszettel, sogenannte gedruckte Zauberbücher aus dem 19. und 20. Jahrhundert, aber auch Berichte von Gewährspersonen, die von der Anwendung von Spruchheilungen berichten und bis in die 1960er-Jahre datieren. Die schiere Menge der Texte des Corpus der Segen und Beschwörungsformeln dokumentiert einerseits deren Wanderung und Verbreitung. Die kontextualisierenden Nachlassunterlagen andererseits zeigen deren breite Akzeptanz, aber auch Distanz und Ablehnung alternativmedizinischer Heilpraktiken und -konzepte.

Im Rahmen eines noch bis Dezember 2019 vom Sächsischen Ministerium für Wissenschaft und Kunst geförderten Projekts wird der Nachlass Adolf Spamers im ISGV erschlossen und teilweise digitalisiert. Die Verzeichnung erfolgt im Kalliope-Verbundkatalog zum Nachweis von Nachlässen und Autografen (vgl. http://kalliope-verbund.info/DE-611-BF-42577). Das Corpus der Segen und Beschwörungsformeln soll im Laufe des Jahres 2019 durch die Sächsische Landesbibliothek – Staats- und Universitätsbibliothek Dresden digitalisiert und veröffentlicht werden. Weitere Informationen zum Projekt und zum Nachlass finden sich auf der Website des ISGV (http://www.isgv.de).

# Spirituelle Heilbehandlungen.
# Wirkkonzepte und subjektive Therapieerfahrungen

*Michael Teut / Florian Besch / Florian Jeserich / Christine Holmberg /*
*Claudia M. Witt / Barbara Stöckigt*

## Hintergrund

Unter Heilern (häufig auch als „Geistheiler" bezeichnet, engl. „spiritual healer") versteht man im europäischen Kontext Menschen, die vor allem die Praxis des Handauflegens oder der Fernheilung ausüben (Brown 1998). In Deutschland haben einige Heilungstraditionen, wie z.B. das Handauflegen oder das Warzenbesprechen, eine lange kulturgeschichtliche Tradition. Heute sind Heiler gesellschaftlich und kulturell im Milieu der komplementären und alternativen Medizin und der Laientherapie fest etabliert. In unseren bisherigen Studien definieren wir Heiler als Menschen, die vor allem die Praxis des Handauflegens in Verbindung mit Meditation oder Gebet ausüben. Dabei ist zentral aus ihrer Sicht, dass sie sich mit einer transzendenten oder spirituellen Kraft verbinden (Benor 1995, Brown 1998). Unter „Transzendenz" verstehen wir Erfahrungen, die über die eigene Person hinausgehen (Levenson *et al.* 2005, Krech 2014). Der Begriff „Spiritualität" beschreibt die Verbindung mit und Suche nach einer transzendenten Kraft, die sich auf das Göttliche, eine höhere Kraft oder geistige Wesen (auch „superhuman agents" genannt) beziehen (George *et al.* 2000).

Zu Heilern wurde in der Vergangenheit aus unterschiedlichen Perspektiven und mit unterschiedlichen Fragestellungen geforscht. Den größten Stellenwert nimmt die akademische Forschung zu Heilern im Bereich der Ethnologie ein (siehe z.B. Kirmayer 2004, Csordas, Kleinman 1996, Prince 1964, Lévi-Strauss 1963). Im deutschsprachigen Raum forschten Binder und Wolf-Braun (1995, 1997) qualitativ und auf der Basis teilnehmender Beobachtungen zu Heilern und ihren Klienten in Deutschland. Voss (2011) hat eine umfassende Ethnographie über mediales Heilen in Deutschland geschrieben, und Obrecht (1999, 2000) hat auf der Basis von Ethnografien Erkenntnisse über österreichische Geistheiler und ihre Klienten gesammelt und kritisch gedeutet.

Aus dem Bereich der medizinischen und psychologischen Forschung wurden in den letzten zwei Jahrzehnten eine Reihe quantitativer Studien und Experimente mit Heilern durchgeführt, mit sehr widersprüchlichen Ergebnissen. Viele Forschungsarbeiten enden mit der Schlussfolgerung, dass die bisherigen Studien aufgrund schlechter Qualität oder Heterogenität kein zusammenfassendes Urteil über die Wirksamkeit erlauben (Abbott 2000, Astin 2000, Crawford 2003). Heiler sagen häufig von sich selbst, dass sie gar nicht eine konkrete Krankheit behandeln, sondern den „ganzen Menschen", weswegen ein Erfolg eher in der spirituellen oder persönlichen Weiterentwicklung als im Verschwinden eines konkreten Symptoms verortet wird. Zu den kritischen Punkten klinischer Studiendesigns gehört auch, dass Patienten mit klaren Präferenzen und Erwartungen kommen und sich „ihren Heiler suchen". Eine Zuteilung nach Zufallsprinzip (Randomisierung) in Therapie- und Kontrollgruppe, wie sie für eine gute klinische Studie notwendig wäre, würde das Prinzip einer „persönlichen Wahl" nicht berücksichtigen (BROWN 1998, 2000).

Die Intention von zwei mittlerweile abgeschlossenen Forschungsprojekten zu Heilern und ihren Klienten war es, einen differenzierten Einblick in die Binnenperspektive und die Erlebniswelt von Klienten und Heilern zu gewinnen. In diesen beiden Studien konnten aufgrund des gewonnenen Datenmaterials und der Expertise des interdisziplinären Forschungsteams, bestehend aus Medizinern, Ethnologen und Religionswissenschaftlern, Hypothesen zu Wirkmechanismen, Outcomes, Konzepten von Krankheit und Heilung, therapeutischer Beziehung sowie Biografien von Heilern und Klienten erstellt werden.

In dieser Übersichtsarbeit sollen die wichtigsten Ergebnisse zu erlebten und berichteten Outcomes (Wirkungen) und subjektiven Erklärungen der Wirkweise zusammenfassend emisch und etisch dargestellt und diskutiert sowie aus der emischen Sicht einige Hypothesen zur Wirkweise formuliert werden.

## Methoden

Das Forschungsprojekt „Heiler und ihre Klienten – eine qualitative Studie" bestand aus zwei Studien:
Der erste Teil war eine explorative qualitative Studie, die im Rahmen einer Interviewstudie die subjektive Perspektive der Heiler und ihrer Klienten in Bezug auf Erfahrungen, Erleben und Auswirkungen von spirituellen Heilbehandlungen, ihrer persönlichen Biografie und Konzepten, Motivationen und Erwartungen in Bezug zum spirituellen Heilen untersuchte (TEUT et al. 2014). Die Datenerhebung erfolgte durch semistrukturierte Interviews mit Heilern und ihren Klienten und teilnehmende Beobachtung von Heilbehandlungen. Die Studie wurde von einem interdisziplinären Studienteam, bestehend aus drei Ärzten, drei Ethnologen und zwei Ethnologen mit Zusatzqualifikation in Religionswissenschaften, durchgeführt und analysiert. Erhebung und Auswertung der Daten erfolgten unter Anwendung des methodischen Rahmenkonzepts der gerichteten qualitativen Inhaltsanalyse (HSIEH und SHANNON 2005). Das Forscherteam traf sich alle acht bis zwölf Wochen, um das Codiersystem zu entwickeln, zu optimieren und die Datenanalyse zu diskutieren. Die Datenverwaltung erfolgte mit Unterstützung der Software MAXQDA®. Dabei wurden die Codierungen der ersten und zweiten Ebene vom Forscherteam gemeinsam festgelegt, die Codierung auf der dritten und vierten Ebene erfolgte flexibel. Die Studie wurde von der Ethikkommission der Charité Universitätsmedizin Berlin am 02.11.2010 (EA1/238/10) genehmigt.

Im zweiten Teil wurde eine Längsschnittstudie im Sinne einer prospektiven Fallserie mit Mixed-Methods-Ansatz durchgeführt, um zu beobachten, wie sich Heilbehandlungen über die Zeit entwickeln und Klienten und Heiler Änderungen beschreiben und interpretieren, um hieraus weitere Hypothesen ableiten zu können. Dabei wurden Heiler und Klienten vom Zeitpunkt der Kontaktaufnahme zum Heiler über sechs Monate auf der Basis von qualitativen semistrukturierten Interviews und quantitativen Fragebögen begleitet, um den Behandlungsprozess an sich zu beschreiben. Der quantitative Studienteil bestand aus der Erhebung von validierten Fragebögen zu Baseline (Beginn), nach Woche 1, Monat 2 und Monat 6. Diese wurden im Vorfeld der Studie in einem systematischen Suchprozess auf der Basis der bisherigen Studienergebnisse aus der Vorstudie auf ihre Eignung hin ausgewählt und dann bei den ausgewählten Klienten klinisch getestet. Es wurden angewendet:

- VAS-Beschwerdeintensität der letzten sieben Tage auf der visuellen Analogskala (0–100 mm, 0 = Minimum, 100 = Maximum)
- gesundheitliche Lebensqualität: WHOQOL-Bref (Angermeyer 2000)
- deutsche Version von „Consultation and Relational Empathy" (CARE-Skala) (Mercer 2004, Neumann et al. 2008)
- Selbstwirksamkeitsskala nach Schwarzer (Schwarzer 1995)
- spirituelle/religiöse Einstellung und Umgang mit Krankheit (SpREUK-15) (Büssing 2005, Büssing 2010)
- deutsche Version des „Sense of Coherence" (SOC-13) (Abel et al. 1995, Jeserich 2000, Antonovsky 1987)

Die Interviews wurden digital aufgenommen. Interviews und Freitexte wurden pseudonymisiert, transkribiert und auf Basis einer gerichteten qualitativen Inhaltsanalyse (Hsieh, Shannon 2005) induktiv und deduktiv ausgewertet. Die Datenanalyse erfolgte mit der Software MAXQDA. Die quantitativen Daten wurden deskriptiv ausgewertet.

Um das Feld zu erschließen und Heiler zu rekrutieren, erfolgte die Auswahl der teilnehmenden Heiler nach dem Schneeballprinzip (Biernacki, Waldorf 1981) auf der Basis von Empfehlungen, Expertenmeinungen und Internetrecherche. Ziel war es, Heiler mit und ohne medizinischen Hintergrund aus Städten und ländlichen Regionen zu rekrutieren. Die Klienten wurden sekundär über die Heiler eingeschlossen, sodass immer einem Heiler entsprechend Klienten zugeordnet werden konnten. Ziel dieses naturalistischen Settings, das die Alltagsrealität widerspiegeln sollte, war es, die spezifischen Präferenzen und Erwartungshaltungen, z.B. in der Wahl des Heilers, zu berücksichtigen. In der ersten Studie kannten sich Heiler und Klient bereits über einen längeren Zeitraum, in der zweiten Studie kannten sich Heiler und Klient allenfalls von einem ersten Telefonat, da die Rekrutierung der Klienten bereits vor der ersten Heilbehandlung erfolgte. Die Studie wurde von der Ethikkommission der Charité Universitätsmedizin Berlin am 29.07.2013 (EA1/238/10) genehmigt.

Weitere Details zu den bislang durchgeführten Studien sind in den bisherigen Originalpublikationen zu finden (Teut *et al.* 2014, Stöckigt *et al.* 2015a, Stöckigt *et al.* 2015b, Jeserich *et al.* 2015, Teut *et al.* 2019).

## Ergebnisse

### Sample

In der ersten Studie wurden 15 Heiler (neun Frauen, sechs Männer) mit dem mittleren Alter von 55 ± SD 7,9 Jahre interviewt. Davon waren vier Ärzte, vier Heilpraktiker und sieben ohne medizinischen Hintergrund. Die Heiler wählten 16 ihrer Klienten aus (13 Frauen, drei Männer) mit dem mittleren Alter von 56 ± SD 13,8. Sechs Klienten waren angestellt (davon eine Krankenschwester), fünf Klienten selbstständig tätig (davon zwei Heilpraktiker), ein Klient war arbeitslos und vier berentet.

In der zweiten Studie wurden sieben Heiler (vier Frauen, drei Männer) mehrfach über sechs Monate interviewt. Das mittlere Alter lag bei 55,3 ± SD 5,9 Jahren. Davon waren ein Heiler Arzt, zwei Heilpraktiker und vier ohne medizinischen Hintergrund. Über diese Heiler wurden sieben neue Klienten, alles Frauen, mittleres Alter von 53,1 ± SD 4,9 Jahre, eingeschlossen und ebenfalls über sechs Monate wissenschaftlich begleitet. Es handelte sich um fünf Angestellte, eine Hausfrau und eine Rentnerin. Insgesamt nahmen 20 Heiler (zwei Heiler nahmen an beiden Studien teil) und 23 Klienten teil. Die Anzahl der Behandlungen je Klient lagen in der zweiten Studie bei durchschnittlich 3,8 ± SD 1,8. Der längste Therapieprozess dauerte sechs Sitzungen in sechs Monaten (bei einer Klientin, die nur einen Termin bei dem in die Studie eingeschlossenen Heiler hatte, sowie fünf weitere Termine bei einer anderen Heilerin), die kürzeste Behandlung eine Sitzung. In der Summe wurden bei allen Klienten 23 Behandlungen im Beobachtungszeitraum durchgeführt.

In beiden Studien am häufigsten wurde Heilen durch Handauflegen praktiziert, gefolgt von Energie- und Auraheilung, Geistheilung und Gebet, sehr häufig wurden die Methoden kombiniert.

### Wahrgenommene Effekte der Heilbehandlungen

Im Kontext unserer Studie war eine Fragestellung, welche wahrgenommenen Resultate die Behandlungen erbracht haben. Dabei ging es uns nicht darum, kausale Effekte darzustellen oder zu untersuchen, die Ergebnisse der quantitativen und qualitativen Analysen lassen sich innerhalb des gewählten Designs grundsätzlich nicht in einen Kausalzusammenhang mit der Behandlung bringen. Vielmehr dient die Studie dazu, die emische Perspektive derer zu konzeptionalisieren, die in einer Heiler-Klient-Beziehung stehen. Daher sind die folgenden Darstellungen der erlebten Effekte als Hypothesen zu werten.

Die erlebten Effekte der Heilbehandlungen werden für beide Studien zusammenfassend dargestellt. Es ist dabei zwischen den kurzfristigen Effekten, die während und direkt nach den Heilbehandlungen von Klienten und Heilern beobachtet und berichtet wurden, und den längerfristigen Veränderungen (über Wochen und Monate) zu unterscheiden.

Als kurzfristige Effekte wurde in beiden Studien übereinstimmend von angenehmen Zuständen und Erfahrungen berichtet, die Klienten unter der Behandlung und in der Zeit nach der Behandlung erlebten. Am häufigsten wurde von einem intensiven Erleben von Entspannung, Ruhe, innerem Frieden, Ausgeglichenheit und Freude berichtet. Die Klienten beschrieben sich als Folge der Heilbehandlungen emotional und spirituell ausgeglichener, mit wiedergewonnener innerer Balance, Harmonie und Stabilität. Es wurde immer wieder berichtet, dass während der Heilbehandlungen Wärme oder Licht verspürt wurde, auch das Gefühl, dass „Energie" durch den Körper ströme, was von einigen Klienten auch mit der Metapher einer „inneren Reinigung" verbunden wurde. Der Bewusstseinszustand während der Heilung sei bei einigen Klienten ein Zustand gewesen, in dem die Zeit nicht verspürt und eine große Entspannung und Ruhe erlebt würden. Infolge der Heilbehandlungen beschrieben viele Klienten einen Zustand verbesserter Gesundheit, den sie mit Metaphern wie „mein Energielevel ist gestiegen" oder „mehr Kraft" illustrierten.

> C_H1_H2_K6: Es ist so eine ganz tiefe Entspannung. Und dann seh ich Licht manchmal kommen, Lichtfrequenzen. Manchmal habe ich das Gefühl, die Mutter Maria ist hier, ja und irgendwie hab ich denn das Gefühl (…), da ist so viel Heilung, so viel Schutz. Dann kann ich wieder aufstehen und bin (…) ganz klar und auch nicht müde. Irgendwie so mit Licht gefüllt (…). (Klient)

> D_H2_K1: Ja, so bei der ersten Behandlung, ich hab da (…) erst mal ganz viel Ruhe und Entspannung gefunden und (…) meinen eigenen Körper so wahrgenommen, (…) dass ich eine ziemlich starke Entspannungphase hatte, wo mir auch so richtig Wärme durch meinen Körper gegangen ist, was ich als sehr, sehr angenehm empfunden habe. (…) Und da ist kein Zeitgefühl. (Klient)

Als längerfristige Effekte berichteten die meisten Klienten, dass sie infolge der Heilbehandlungen ihr Leben verändert hätten. Dabei spielt eine Neuordnung der Werte und der Prioritäten im Leben eine starke Rolle. Klienten äußern, dass sie sich gewandelt haben und nun den „wichtigen Dingen des Lebens" eine viel größere Rolle beimessen und dass ihnen z. B. bewusst geworden sei, wie wichtig es wäre, ihre Zeit zu nutzen („carpe diem"). Klienten berichten, dass Konsum (Shopping, Informationskonsum, Zigaretten) an Bedeutung verloren habe und zugunsten der Pflege von Beziehungen zu Familie und Freunden stark reduziert worden sei. Etliche Klienten erzählten, dass sich ihr Familien- und Sozialleben deutlich zum Positiven hin verändert habe und sie die Zeit und die Beziehung zur Familie und Freunden nun mehr genießen und pflegen würden als zuvor. Das berufliche Leben wurde im Vergleich hierzu als deutlich weniger wichtig erachtet, zum Teil wurden neue berufliche Wege eingeschlagen und das Leben umorganisiert. Einige Klienten entdeckten Religion und Spiritualität für sich, fühlten sich durch die Heilung mit einer göttlichen Kraft verbunden. Einige der Klienten begannen infolge der Heilbehandlungen sogar selbst, als Heiler tätig zu werden. Vertrauen in die Sinnhaftigkeit der Existenz, des Lebens, des Erlebens, der eigenen Lebensbiografie und auch der Heilung waren dabei Ressourcen, die unter der Heilbehandlung gestärkt worden seien. Ebenso wichtig erschien die Intensivierung von Liebesfähigkeit gegenüber sich selbst und dem Umfeld als „heilender Kraft". Eng zusammen mit der Zunahme der Liebesfähigkeit wurde auch immer wieder die Versöhnung mit dem Schicksal, Familien und Freunden genannt, ebenso das Akzeptieren, Loslassen-Können und Frieden-Schließen mit Vergangenem. Negativ erlebte Bestandteile der eigenen Person oder Lebensgeschichte würden bewusst gemacht, Änderungen eingeleitet und das Erlebnis positiver Gefühle verstärkt. Die Heiler beschrieben dies als einen Prozess, in dem Klienten sich Probleme und Schwierigkeiten in der eigenen Lebensbiografie bewusst machten und diese aufarbeiteten. Als Folge würden sie dann aktiv ihr Leben verändern und mehr Verantwortung für sich, ihre Gesundheit und ihr Umfeld übernehmen und dadurch Kontrolle gewinnen. Mehrere Klienten beschrieben diesen Prozess der Änderung mit den Metaphern von „Erschütterung" und „Öffnung verstopfter Kanäle". Durch Heilbehandlung und Gespräche erfolgte eine Neuordnung des Lebens und der Wertestruktur, wobei die Übernahme von Verantwortung wichtig war.

> D_H2_K1: Meine ganze Lebenseinstellung hat sich seitdem verändert. Ja, ich gehe eigentlich viel bewusster mit meinem Leben um, mit meinem Partner, mit meinen Kindern. Dinge, die vorher wichtig waren, haben jetzt keinen Stellenwert mehr. Ja, es ist sonst so gewesen, dass ich doch gerne mal shoppen gegangen bin, aber es ist jetzt für mich nicht mehr wichtig. Harmonie in meiner Familie zu haben, viel Zeit mit meinem Partner zu verbringen, mit meinen Kindern [ist jetzt wichtiger]. (Klient)

> A_H3_K1: Also, ich bin auch reif geworden. Ich kann Situationen einschätzen, ich kann mit Menschen umgehen, ich muss denen meine Sachen nicht mehr um die Ohren hauen, also, ich habe (…) enorm viel gelernt. (Klient)

Die Heilung oder Linderung von Krankheitsbeschwerden wurde von den meisten befragten Klienten und Heilern als nachgeordnetes Phänomen beschrieben. Wenn der Klient sich durch die Erfahrung einer Heilbehandlung ändert und angenehme Erfahrungen macht, wird von den Heilern erwartet, dass sich auch die Beschwerden der Erkrankung verbessern. Die Heiler schilderten eine ganze Reihe von Behandlungsverläufen, in denen Patienten mit vorwiegend chronischen Krankheiten gesundeten oder sehr positive Krankheitsverläufe zeigten. Von den befragten Klienten wurden als wichtigste Effekte der Heilbehandlung Wohlbefinden und Änderungen im Leben angegeben, in der Folge werden dann Symptomlinderungen und Heilungen beschrieben, z.B. von chronischen Kopf- oder Rückenschmerzen, Lymphödemen, Augenerkrankungen, Lebererkrankungen und Verbesserungen von Laborparametern. Einige Klienten schilderten auch Verschlimmerungen ihrer Beschwerden nach den Heilbehandlungen, die dann, nach späterer Besserung, als Erstverschlimmerungen gedeutet wurden. Symptome wurden sowohl von Heilern als auch ihren Klienten häufig als Bedeutungsträger oder als Warnsystem gedeutet, die die Notwendigkeit zum Handeln und zur Änderung in der Lebensführung verdeutlichen sollten.

> A_H2_K1: Und dann bin ich nach Hause gegangen, war total weich und habe erst mal zwei Tage gedacht: so Vanilleschaum (…). Und mein Gleichgewichtssinn war grandios, (…) also konnte auch auf dem rechten Bein stehen, ich hab´ das dann ausgetestet, was ich jetzt alles kann und was ich vorher nicht konnte. (Klient)

*Quantitative Ergebnisse*

Die in den Interviews gesammelten Beschreibungen der subjektiv wahrgenommenen Effekte werden durch die quantitativen Ergebnisse der zweiten Studie unterstützt. Tabelle 1 zeigt die Ergebnisse der Assessments im zeitlichen Verlauf von Baseline bis zu sechs Monate. Es fanden sich für das Gesamtkollektiv der Klienten bessere Werte bei folgenden Messparametern:

– Beschwerdeintensität nach zwei Monaten
– Lebensqualität (körperlich, psychologisch, sozial und Umwelt) über den gesamten Verlauf
– Selbstwirksamkeit über den gesamten Verlauf
– Kohärenzgefühl über den gesamten Verlauf
– Spiritualität über den gesamten Verlauf

Die Empathie des Heilers wurde dagegen durchgehend auf gleich hohem Niveau beurteilt.

Es fanden sich bessere Fragebogenwerte für die gesundheitliche Situation und Lebensqualität der Klienten über die sechs Monate, diese waren ausgeprägter bei der psychologischen Lebensqualität, insbesondere bei der sozialen Rollenfunktion. Ein ähnliches Bild ergab sich für die Selbstwirksamkeit, während für das Kohärenzgefühl etwas inhomogenere Ergebnisse, aber ebenfalls deutlich bessere Werte als vorher vorlagen. Limitierend muss natürlich betont werden, dass es sich um eine kleine Fallserie (ohne Kontrollgruppe) handelt, aus diesen Daten lassen sich keine Schlussfolgerungen in Bezug auf die Frage ableiten, ob die Heilbehandlungen für die Verbesserungen ursächlich waren oder die besseren Fragebogenergebnisse durch andere Einflussfaktoren zustande kamen.

Tabelle 1: Ergebnisse der deskriptiven Analyse aller Messparameter zu Baseline, Woche 1, Monat 2 und Monat 6

| | Baseline | Woche 1 | Monat 2 | Monat 6 |
|---|---|---|---|---|
| | Mittelwert ± Stabw/n (%) | Mittelwert ± Stabw/n (%) | Mittelwert ± Stabw/n (%) | Mittelwert ± Stabw/n (%) |
| **Intensität der Beschwerden (letzte 7 Tage) – Visuelle Analogskala (0–100 mm)** | 53,9 ± 21,8 | 44,4 ± 27,6 | 26,5 ± 28,2 | 47,7 ± 25,1 |
| **Lebensqualität – WHOQOL-BREF** | | | | |
| **Physical domain** | 60,7 ± 23,3 | 73,5 ± 24,2 | 78,6 ± 20,0 | 78,0 ± 19,0 |
| **Psychological domain** | 48,2 ± 13,8 | 59,5 ± 18,3 | 66,7 ± 17,5 | 68,1 ± 18,9 |
| **Social relationships domain** | 56,0 ± 9,3 | 56,0 ± 17,2 | 72,6 ± 13,4 | 70,8 ± 15,6 |
| **Environment domain** | 72,3 ± 11,5 | 77,2 ± 12,2 | 78,1 ± 17,5 | 81,3 ± 14,4 |
| **Overall perception of quality of life** | | | | |
| Very poor | 0 (0 %) | 0 (0 %) | 0 (0 %) | 0 (0 %) |
| Poor | 1 (14,3 %) | 0 (0 %) | 0 (0 %) | 0 (0 %) |
| Neither poor nor good | 4 (57,1 %) | 4 (57,1 %) | 3 (42,9 %) | 1 (14,3 %) |
| Good | 2 (28,6 %) | 2 (28,6 %) | 2 (28,6 %) | 4 (57,1 %) |
| Very good | 0 (0 %) | 1 (14,3 %) | 2 (28,6 %) | 1 (14,3 %) |
| **Overall perception of health** | | | | |
| Very dissatisfied | 1 (14,3 %) | 1 (14,3 %) | 0 (0 %) | 0 (0 %) |
| Dissatisfied | 3 (42,9 %) | 2 (28,6 %) | 3 (42,9 %) | 2 (28,6 %) |
| Neither satisfied nor dissatisfied | 1 (14,3 %) | 0 (0 %) | 1 (14,3 %) | 0 (0 %) |
| Satisfied | 2 (28,6 %) | 3 (42,9 %) | 3 (42,9 %) | 4 (57,1 %) |
| Very satisfied | 0 (0 %) | 1 (14,3 %) | 0 (0 %) | 0 (0 %) |
| **Selbstwirksamkeit – General Self Efficacy Scale (Schwarzer)** | 24,4 ± 4,9 | 28,0 ± 4,1 | 30,4 ± 6,5 | 30,5 ± 7,1 |
| **Kohärenzgefühl – Sense of Coherence (SOC-13)** | 49,3 ± 11,6 | 56,6 ± 12,2 | 59,7 ± 12,8 | 58,3 ± 19,0 |
| **Spiritualität – Spiritual and religious attitudes in dealing with illness (SPREUK)** | | | | |
| Total-Score | 70,5 ± 30,4 | 74,3 ± 27,2 | 72,6 ± 30,4 | 79,2 ± 22,2 |
| Trust | 65,0 ± 30,0 | 72,1 ± 29,8 | 72,1 ± 34,0 | 78,3 ± 25,4 |
| Search | 69,3 ± 34,5 | 67,9 ± 33,6 | 70,0 ± 35,5 | 79,2 ± 22,2 |
| Reflection | 77,1 ± 29,8 | 82,9 ± 23,2 | 75,7 ± 28,2 | 81,7 ± 20,4 |
| **Empathie – Consultation and Relational Empathy (CARE)** | n/a | 14,3 ± 5,3 | 13,0 ± 5,1 | 14,3 ± 6,0 |

## Erklärungen zur Wirkweise

Die in den Interviews geäußerten Hypothesen von Klienten und Heilern zu möglichen Wirkfaktoren lassen sich folgenden Bereichen zuordnen:

1. Transzendenz
2. Aktivierung von Ressourcen, Nutzen von Erwartungshaltung und positive Emotionen
3. Klienten-Heiler-Beziehung
4. Erkenntnisprozesse und Deutungen

### *Transzendenz*

Heiler und Klienten führten häufig an, dass die Verbindung mit externen Wesenheiten (z. B. „Gott" oder „Lichtwesen"), mit abstrakten externen Kräften (z. B. „Licht", „Energie", „heiliger Stille") oder mit internen Kräften (z. B. „innere Kräfte", „das Göttliche in einem selbst", „innere Emotionen", „innere Heilkraft") positive Wirkungen hervorbringe. Aus der Binnenperspektive waren Prozesse wie „Verschmelzen" mit einer anderen Kraft/Energie wichtige Faktoren oder gar Voraussetzungen für die Entfaltung potenzieller Effekte. Dazu ist die Bereitschaft zum „Geschehenlassen" und „Loslassen" wichtig, damit es zu einer Verbindung mit einer transzendenten Quelle kommt. Bei der Verbindung mit transzendenten Quellen wurde das „Denken" als hinderlich und die Intuition als förderlich erachtet. Durch den Transzendenzbezug entstand aus Sicht der Heiler und Klienten eine potenziell heilsame Verbindung „zwischen innen und außen", sowohl das „Selbst" der Behandelnden als auch das der Behandelten wurde von der transzendenten Kraft geführt, geleitet, verwandelt. Die Heiler bezeichneten sich häufig als „Kanal für transzendente Wesen und/oder Energien", mit denen sie verbunden seien. Die Idee, dass der Heiler als Kanal oder Mittler für eine wirkende Kraft als Agens fungiert, war das am häufigsten geäußerte Wirkmodell:

> A_H3_K1: Dieses Bewusstsein, also, ich sag mal, (...) die Wesen da oben, (...) das eine Bewusstsein hat eine Lösung, wenn überhaupt einer eine hat. Und damit können wir uns verbinden!" (Klient)

> A_H3: (...) was heißt höhere Kraft, es ist die Kraft, die in jeder Zelle deines Körpers atmet. (...) das ist die Kraft, die das ganze Universum bewegt. Es ist die Intelligenz, die die ganzen Galaxien tanzen lässt, dass sie nicht zusammenknallen (...), die Intelligenz wirkt da oben, die wirkt aber auch in dir. Die wirkt immer und überall. (...) da muss ich hin, und das muss ich finden, das ist etwas, was immer da ist. (...) Ja, es ist ein bisschen (...), wie ein Liebesakt (...), auf einer energetischen Ebene. Man vereint sich sehr mit jemandem, man fließt ja zusammen. (Heiler)

Ein Begriff, der im Kontext von Transzendenzerfahrungen sehr häufig fiel, war der Begriff der Liebe. Heiler und Klienten beschrieben, dass sie sich mit der Liebe als äußerer Kraft („im Universum") verbinden und/oder die Quelle der Liebe in sich selbst suchen und finden. Liebe wird als die Kraft vorgestellt, die alles verbindet: das Transzendente mit den Menschen, die Menschen untereinander, Heiler und Klienten und den Menschen mit sich selbst. Heiler berichteten, als Kanal die Liebe „als göttliche Kraft" oder „Energie" auf Klienten zu übertragen und auf diese Weise Transformationsprozesse in Gang zu setzen.

> C_H1_H2: Die Liebe ist das Göttliche. Und (…) wenn das Göttliche beim Heilen nicht dabei ist, dann kann ich nicht heilen. (…) Und im Bereich unserer ganzen Emotionen, ist für mich die Liebe das Auge des Heilens. Und die Liebe (…) befreit die Liebe. (…) nach all dem, was man von der Liebe weiß, ist klar, dass sie etwas Göttliches sein muss. Dass sie ein Instrument ist, das uns der Schöpfer an die Hand gegeben hat. (Heiler)

Aber auch unabhängig vom Liebesbegriff wird die Aktivierung oder Übertragung von „Energie" oder auch „Wärme" geschildert. „Energie" wird in diesem Zusammenhang weniger im strikt physikalischen Sinne begriffen (obwohl die Physik immer wieder als Vergleichs- und Erklärungshorizont herangezogen wird), sondern vielmehr als eine transzendente Wirkkraft (z. B. „göttliche Energie" oder „universale Lebensenergie"). Der „Fluss der Energien" soll im Idealfall „dynamisch" sein und nicht ins Stocken geraten, damit keine Krankheit („Energieblockade") entsteht. Das „In-Fluss-Bringen" der Energien stellt einen zentralen Aspekt vieler Heilbehandlungen dar, die Wahrnehmung und Aufnahme von Energien durch die Klienten wird als wichtig erachtet. Die Energie soll dann „dorthin gehen, wo sie nötig ist"; es wird also angenommen, dass sie einem intelligenten Prinzip folgt und nicht aktiv vom Heiler ausgerichtet werden muss.

> C_H1_H2_V2: Alles, was Energie ist, muss fließen. Wenn jemand kommt, und ich lege ihm die Hände auf, ich denke keine Sekunde darüber nach, was er mit der Energie macht, ob er sie nimmt, annimmt oder wegwirft oder abstößt (…). (…) und in dem Augenblick, wo er zu mir gekommen ist, hat er mir sein (…) Einverständnis (…) gegeben, dass er (…) bereit ist anzunehmen. (…) Die (Energie) muss ja im Fluss sein, sonst ist das wie ein Teich, der irgendwann fault. Ja, das soll (ein) Durchfluss sein. Also, Energie halten ist so wie Liebe halten. Das verkümmert und das stirbt (…). Ja, das ist was Dynamisches. (Heiler)

*Aktivierung von Ressourcen, Nutzung von Erwartungshaltung und positive Emotionen*

Eine Ressource wird in diesem Kontext als eine „Quelle" von Unterstützung verstanden, darunter fällt jeder Aspekt des seelischen Geschehens, der im therapeutischen Sinne aktiviert und als hilfreich genutzt werden kann (vgl. GRAVE 1999, ANTONOVSKY 1987). Um jene Aspekte in der Sicht auf das eigene Leben und die Lebensweise zu verändern, die als „ungesund" aufgefasst werden, sollen laut Heilern und Klienten Ressourcen aktiviert und Klienten zur Eigenverantwortlichkeit aufgerufen werden. Heiler nutzen dabei die bereits vorbestehende Erwartungshaltung und Motivation ihrer Klienten:

> FB_H4: Das ist auch natürlich ein großer Vorteil, dass wir hier eine Selektion von Patienten haben, die (…) einen andern Weg einschlagen wollen, und das muss man nur noch

unterstützen. (Die Patienten) haben sich schon aufgemacht, und das ist ihre Energie, (…) und die muss man dann halt nur noch unterstützen. (Heiler)

Weitere Ressource der Klienten, die immer wieder geschildert wurden, die überhaupt erst Veränderung ermöglichen, sind Krankheitsakzeptanz, das Vertrauen in den Heiler und der Glaube an den Heilungsprozess, das „Sich-fallen-Lassen":

C_H1_H2: Wenn ein Mensch zum Heiler kommt, dann hat der meistens die ganzen Fachärzte schon konsultiert, der hat unendliche Odysseen von Therapien (hinter sich). (…) Die wollen alles ganz schnell loswerden. Und genau das ist der Punkt, den ich auffange, dass ich sage, wissen Sie, hier müssen Sie gar nichts machen, nur schlafen. … Den Rest machen wir schon. (…) er kann, er kann sich fallen lassen. Er, er muss nichts mehr, und er muss mir auch nichts erzählen. (Heiler)

Die Übernahme von mehr Eigenverantwortung und der Wille zur Gesundung durch den Klienten im Laufe der Heilbehandlung wurden immer wieder als ein zentrales Ziel und Wirkprinzip für die Heilbehandlung geschildert:

A_H3: Deshalb besteht meine Heilkunst im Grunde daraus, dem Menschen (…) klarzumachen, dass die Verantwortung bei ihm liegt (…) Letztlich ist meine Arbeit, dass ich versuche, den Klienten dahin zu führen, dass er erkennt, was er braucht. Und dann muss er es machen. (Heiler)

### Klienten-Heiler-Beziehung

Die Beziehung zwischen Klient und Heiler soll einen supportiven Rahmen schaffen, in dem Heilungsprozesse gefördert werden. Empathie und den Klienten das Gefühl zu geben, angenommen und verstanden zu sein, spielen aus Sicht der Heiler eine große Rolle:

A_H4: (Es) ging einfach nur darum, diesen Kummer, den die Patientin hatte, zu spüren und für einen kurzen Moment einfach wahrzunehmen oder mit ihr zu teilen. (Heiler)

Das Vertrauen in den Heiler spielte in den Schilderungen der Klienten eine wichtige Rolle. Dabei wurden die Heiler von den Klienten auch in einer Vorbildfunktion gesehen, die dabei helfen kann, anvisierte Änderungen im Lebensstil umzusetzen. Heiler weckten Vertrauen durch ihre Persönlichkeit, ihr Auftreten und Handeln und ihren Glauben in die spirituelle Behandlung:

C_H1_H2_K3_K4: Faszinierend waren einfach die Augen vom (Heiler). (…) ich kann ihm einfach vertrauen. (Es) war so ein Gefühl von Vertrauen, und so wie ich bin, ist erst mal alles richtig. Und das war für mich sehr wichtig! (Klient)

Als sehr wichtig wurde das „Sich-Zeit-Nehmen" in Vor- und Nachbesprechungen der Behandlung geschildert, indem alle Erlebnisse und Fragen ausführlich besprochen wurden, bis keine Fragen mehr übrig waren. Mehr Details zur therapeutischen Beziehung sind dem Beitrag von Stöckigt *et al.* in dieser Ausgabe zu entnehmen.

*Erkenntnisprozesse und Deutungen*

Das Erkennen und Deuten von Problemen und Krankheitsursachen wurde als mögliche Wirkhypothese herausgestellt. Sowohl die Heiler erkennen und deuten, was möglicherweise zu der Entstehung eines Problems oder einer Krankheit geführt hat, als auch der Klient wird durch die Behandlung häufig in die Lage versetzt, die Ursachen ihres/seines Leidens in eine bestimmte Richtung hin selbst zu deuten (z. B. weil er Zugang zur „inneren Stimme" bekommt und/oder in einen anderen Bewusstseinszustand wechselt). Im Prozess der Problemfindung und -interpretation spielen religiöse Deutungsmuster und spirituelle Sinnzuschreibungen, also Rückbezüge auf transzendente Wirklichkeiten, eine wichtige Rolle:

> D_H3_K1: Also, man lernt sehr viel über sich selbst. Und im weitesten Sinne hat es ganz viel (…) mit der Erkenntnis zu tun, wie groß dieses Universum ist und wie klein wir Menschen sind und wie viel Intelligenz es um uns herum gibt. Und das (…) führt sehr stark dazu, dass man (…) wieder ein Stück mehr zu sich selber findet.

Wichtig sei dabei, dass Heiler und/oder Klient „Zugang zum eigenen Herzen" finden. Mit dieser Metapher war ein Nach-innen-Horchen, ein eher intuitives Verstehen von Symptomen und Gefühlen gemeint. Ein vorurteilsfreies Verstehen und ein liebevolles Akzeptieren seien wichtige Voraussetzungen für die Induktion von Heilungsprozessen.

> BS_H2: Wir alle haben ein Herz, und wir alle können einen Zugang zu unserem Herzen, zu unserem Gefühl auch haben. Heilung bedeutet dann: der Erkenntnisgewinn, wo das Symptom, an dem man scheinbar erkrankt, herkommt und was es bedeutet.

Letztlich spielt insbesondere auch das Umdeuten von Krankheitserfahrungen zur Umgestaltung sozialer Beziehungen eine große Rolle. Vielen Klienten gelang es, sich insbesondere in Bezug auf ihre soziale Rolle in Beziehung, Familie und Freundschaft neu zu verorten.

## Diskussion

Klienten und Heiler berichten in Interviews von kurzfristigen positiven Effekten wie Entspannung und vermehrtem Wohlfühlen, längerfristig von Veränderungen in ihrer Lebenswirklichkeit und verstärktem Empowerment, in den ergänzenden Fragebogenerhebungen zeigen sich im Verlauf bessere Werte für Lebensqualität, die Symptomenintensität und die Selbstwirksamkeit (TEUT *et al.* 2019).

Die Ergebnisse der beiden bisherigen Studien müssen vorsichtig interpretiert werden, Rückschlüsse auf Kausalbeziehungen sind nicht möglich, und andere Einflussfaktoren wie z. B. Regression zur Mitte können die quantitativen Daten relevant beeinflusst haben. Die Ergebnisse und Schlussfolgerungen können aber hypothesengenerierend genutzt werden.

Eine Stärke der Studien sind dagegen das Erheben der Daten in einem naturalistischen Design und die hohe Qualität der qualitativen Analysen durch ein eng zusammenarbeitendes qualitatives und interdisziplinäres Forscherteam.

Heiler und Klienten berichten ihre Vorstellungen zur Wirkweise der Heilbehandlungen: Am häufigsten werden die positiven Effekte der Behandlung mit transzendenten Wirkfaktoren und -kräften in Zusammenhang gebracht: Es wurde geschildert, dass sich in der Heilbehandlung Heiler und Klienten mit transzendenten Wesenheiten oder Kräften innerhalb oder außerhalb ihrer selbst verbinden. Vorausgesetzt, Heiler und/oder Klient lassen sich auf diese subjektiv erlebte „höhere Intelligenz und Führung" ein, „lassen los" und den durch eine transzendente Kraft angestoßenen Prozess zu, könnten sowohl Heiler als auch Klienten quasi als „Kanal" transzendenter Energien oder als „Mittler" transzendenter Wesen fungieren. Dabei wird oft das Erlebnis eines angenehmen Zustandes von innerer Ruhe, Entspannung und Wärme beschrieben. Zum Teil kommt es auch zu Imaginationen oder „übersinnlichen" Empfindungen, die aus binnenperspektivischer Sicht den Heilungsprozess fördern sollen. Dieses „Kanal- oder Mittlermodell" wurde immer wieder geschildert und stellt insofern ein konsistentes Wirkmodell innerhalb des Datenmaterials dar. Verschiedene Aspekte sind hierbei zu diskutieren: Große Bedeutung erhält der Aspekt des „Loslassens und Geschehenlassens", der quasi als Grundvoraussetzung für das Funktionieren des Modells angesehen werden kann. Damit einhergehend, werden ein starker Glaube und ein tiefes Vertrauen in die transzendente Wirklichkeit sowie an die Mediatoren (Heiler, höheres Selbst, innere Stimme etc.) der transzendenten Wesen und Energien beschrieben. Zwar ist unterschiedlich, wer was und auf welche Weise kanalisiert oder vermittelt, aber oft werden im Zusammenhang mit diesem Modell die Konzepte „Energie" und „Liebe" zur Erklärung von Heilwirkungen herangezogen. Viele Heiler und Klienten vertraten die Meinung, dass sich der Heilprozess, sofern diese Bedingungen erfüllt waren (Glaube, Offenheit, Losgelassenheit etc.), quasi von selbst ereignet. Heiler und Klienten müssten, ja sollten nichts tun, nichts denken, nichts wollen. Es wäre jedoch voreilig, die Beteiligten als bloß passive Beobachter des Heilungsgeschehens zu beschreiben. Das Sich-Einlassen, das Sich-Öffnen und das vertrauensvolle Abgeben sind möglicherweise Prozesse, die eine aktive Passivität erfordern, also ein „stetes Tun im Nichtstun".

Folgende weitere Aspekte sind in diesem Kontext von Interesse:

Die Verwendung von Metaphern wie „Verbindung", „Kanal", „Energie", „Liebe" kann im Sinne eines symbolischen Heilungsrituals gedeutet werden. In vielen Bereichen der traditionellen und modernen Medizin werden von Heilern und Patienten Faktoren wie „Energien", „Säften", „Kräften", „chemischen Wirksubstanzen" „Heilkräfte" zugesprochen, die in einem symbolisch interpretierten Heilungsritual erlebt werden können: Emotional bedeutungsvolle Symptome sollen im Modell des „Symbolic Healing" zur Auslösung von psychologischen oder psychophysiologischen Reaktionen führen (Dow 1986). Die in diesem Kontext verwendeten Metaphern könnten als metaphorische Repräsentation des Leidens und der Heilung verstanden werden (vgl.

KIRMAYER 2004, 2011): Die „fehlende Verbindung" mit der transzendenten „Quelle" führt zur Krankheit und die erneuerte „Verbindung" zur Heilung. Die Anwendung von Symbolen, Metaphern und Geschichten zur Aktivierung von Heilungsprozessen ist auch ein fester Bestandteil psychotherapeutischer Therapiestrategien. So wird z. B. in der Hypnotherapie regelmäßig mit Metaphern gearbeitet (vgl. REVENSTORF 2009). Das Wort „Metapher" leitet sich aus dem griechischen „meta" (jenseits, hinüber) und „pherein" (bringen, tragen) ab und wird in der Hypnotherapie im Ansatz nach Erickson als eine Form der indirekten Suggestion begriffen: „Die indirekten Formen der Suggestion sind semantische Folien, die das Erleben neuer Reaktionsmöglichkeiten erleichtern. Sie evozieren unabhängig von unserem bewussten Willen automatisch unbewusste Suchvorgänge und innere Prozesse" (ERICKSON 1981: 35, zitiert nach REVENSTORF 2009: 231). Außerdem können sie „dahingehend verstanden werden, dass sie ihre mächtige Wirkung durch denselben Mechanismus der Aktivierung unbewusster Assoziationsmuster und Reaktionstendenzen ausüben, die sich plötzlich summieren, um dem Bewusstsein eine anscheinend ‚neue' Grundlage oder Verhaltensreaktion zu präsentieren" (ERICKSON 1978: 261, zitiert nach REVENSTORF 2009: 235). In der Hypnotherapie werden Metaphern auch genutzt, um Trancephänomene zu induzieren (REVENSTORF 2009).

Das Embodiment-Modell (CSORDAS 1990, 1998) beschreibt Heilungsrituale mit einem phänomenologischen Ansatz, wobei das Konstrukt des „Leibes" als Metapher für den belebten Körper verwendet und als Durchgangsort der Sinne, aber auch als Instanz der Selbst- und Welterfahrung, als Vehikel des Zur-Welt-Seins (MERLEAU-PONTY 1945) konzipiert wird. Auf diese Weise werden rituelle Heilungen außerhalb des Dualismus von „Bewusstsein und Körper", „innen und außen" oder „subjektiv und objektiv" betrachtbar. Verwendet man dieses Modell, lassen sich die Erlebnisse der Heilungsrituale innerhalb des Leibes der Heiler und Klienten deuten, wobei bestimmte Anteile subjektiviert (nach innen projiziert) und andere Anteile objektiviert (nach außen projiziert) werden. Diese Prozesse dienen letztlich dem Ziel, das Bewusstsein und die Beziehungen zur Welt zu verändern.

Schließlich können die Vorstellungen zu transzendenten Wirkfaktoren auch im Sinne einer Aktivierung von Ressourcen gedeutet werden. Eine Ressource kann grundsätzlich als eine „Quelle" von Unterstützung verstanden werden. Darunter fällt jeder Aspekt des Bewältigungsgeschehens, der im therapeutischen Sinne aktiviert und für die Person als hilfreich utilisiert werden kann (vgl. GRAVE 1999, ANTONOVSKY 1987). Dass spirituelle Erfahrungen innerhalb von Heilungsritualen im Sinne transzendenter Ressourcen verstanden und als Möglichkeit zur Problemlösung erfahren werden können, zeigte Stöckigt in einer Studie über spirituelle Heiler in Ostafrika (STÖCKIGT 2011).

Ressourcenaktivierung als potenzieller Wirkmechanismus ist ein zentraler Aspekt in den Interviews der Klienten und Heiler. Neben der Aktivierung transzendenter Ressourcen im oben genannten Sinne sind vor allem Erwartungshaltungen und besonders die Rolle positiver Emotionen hervorzuheben.

Patienten, die einen Heiler aufsuchen, bringen vermutlich spezifische Erwartungen mit – sowohl was ihr Selbstverständnis im Heilungsprozess als auch die therapeutische Rolle des Heilers und Wahl der Problemlösungsstrategien betrifft. Klienten erwarten a priori, dass die Behandlung durch den Heiler die Antwort auf ihr Problem darstellt, die Behandlung selbst erfüllt die Erwartung dann im Idealfall und führt zu einem Behandlungserfolg. In der Placebo- und Psychotherapieforschung werden bewusste oder unbewusste Erwartungshaltungen als einer der wichtigsten bekannten Wirkfaktoren diskutiert. Die Placeboforschung geht mittlerweile davon aus, dass Placeboeffekte hirnphysiologisch und -anatomisch lokalisierbar sind und eine neurobiologische Grundlage aufweisen (Übersicht: BUNDESÄRZTEKAMMER 2010). Nach dem sogenannten mentalistischen Placebomodell (in Abgrenzung vom assoziativen Ansatz) ist der Placeboeffekt vor allem auch ein Erwartungseffekt. Allgemein geht man dabei von einem positiven linearen Zusammenhang der Höhe der Erwartung und des Effektes aus, wobei die Erwartungen durch Selbstauskünfte vor der Behandlung und indirekt durch die Art der Intervention hervorgerufen werden (vgl. KIRSCH 1999).

Unsere Ergebnisse stützen den Paradigmenwechsel, der sich in der Psychologie in den letzten Dekaden ereignet hat (LAZARUS 1993): Die Verarbeitung von Krankheit und Leid und die Erarbeitung einer Haltung, die Heilung fördert, hängt nicht nur mit positiven Kognitionen zusammen, sondern vor allem auch mit Emotionen (LAZARUS 2006). So fällt auf, dass sowohl Heiler als auch Klienten nicht nur auf Konzepte und (religiöse) Deutungen von Krankheiten und Problemen abheben, sondern häufig das damit einhergehende emotionale Geschehen in den Vordergrund rücken. Positive Emotionen wie z. B. Liebe, Vertrauen oder Ruhe wirken als Katalysatoren im Bewältigungs- und Heilungsprozess: Sie stellen in diesem Modell die Aktivierungsenergie bereit, die dazu benötigt wird, Selbstheilungskräfte anzuregen, die innere Aussöhnung mit einer Krankheit und dem Schicksal voranzutreiben, loszulassen und zu entspannen, Eigenverantwortung zu übernehmen, den Willen zur Gesundung zu entwickeln und den Krankheitskontext positiv umzudeuten. Die Klienten und Heiler schildern, dass die Erfahrung der Heilbehandlung und die Gespräche mit den Heilern zu einer neuen Sicht, zu einem neuen Verständnis von Gesundheit, Krankheit und Heilung führen. Dies könnte hypothetisch zu einer verstärkten Kontrollüberzeugung und ebenfalls zur Aktivierung von Ressourcen führen.

Werden die Erzählungen der Klienten und Heiler im Kontext des Salutogenesemodells von A. Antonovsky betrachtet, könnten die positiven Erfahrungen und Emotionen während der Heilbehandlung theoretisch zu einer Modifikation des Kohärenzgefühles (engl. „sense of coherence") führen. Dieses Konstrukt verwendete Antonovsky, um darzustellen, inwieweit ein Mensch im Laufe seines Lebens eine individuelle kognitive und affektiv-motivationale Grundeinstellung erworben hat, die es ihr/ihm ermöglicht, passende Ressourcen zum Erhalt der Gesundheit zu mobilisieren (ANTONOVSKY 1987). Bestimmende Komponenten sind dabei das Gefühl von Verstehbarkeit („sense of comprehensibility"), das Gefühl von Handhabbarkeit („sense of manageability") und das Gefühl von Bedeutsamkeit („sense of meaningfulness"). Auf allen drei Ebenen wurden bei den Klienten deutliche Änderungen beschrieben. Verstehbarkeit wird, so Antonovsky, von Erfahrungen der Konsistenz erzeugt. Der stark rituelle Charakter der Heilbehandlung, die wiederkehrenden Abläufe, Gebete und Strukturen, machten den Prozess verstehbar und hülfen, das Erlebte einzuordnen und zu verarbeiten. Dies werde durch intensive Gespräche und die kognitive Neustrukturierung (Reframing) bisheriger Krankheitserklärungen weiter unterstützt. Die Komponente der Handhabbarkeit erfahre eine besondere Stärkung. Antonovsky stellt heraus, dass Handhabbarkeit keiner persönlichen Kontrollüberzeugung entspricht („Ich kontrolliere das Geschehen"), sondern ganz im Gegenteil mit dem Vertrauen einhergeht, dass es andere Menschen und transzendente Kräfte gibt, die hilfreich zur Seite stehen, wenn die eigenen Ressourcen erschöpft sind (vgl. Jeserich 2012). Darüber hinaus würde der Sinn der Handhabbarkeit durch Erfahrungen gestärkt, die dadurch gekennzeichnet sind, dass eine Person an Entscheidungs- und Problemlösungsprozessen partizipiert. Einige Heiler und Klienten berichteten von einer solchen Zusammenarbeit während der Behandlung, die sich nicht nur in weniger hierarchisch strukturierten Kommunikationsformen widerspiegelt, sondern z. B. auch in den Wahrnehmungen und Emotionen des Klienten, die den Behandlungsprozess und die Vorgehensweise des Heilers prägen. Bedeutsamkeit schließlich, um die dritte und theoretisch wichtigste Komponente des Kohärenzgefühls zu beleuchten, hängt weniger mit Sinnzuschreibungen zusammen (der kognitive Aspekt wird eher durch den Aspekt der Verstehbarkeit abgebildet) als vielmehr mit motivationalen Dynamiken: Das Leben wird dann als bedeutsam erfahren, wenn es weder zur Unter- noch zur Überforderung kommt und es Bereiche gibt, in die es sich lohnt, Kraft und Energie zu investieren. Wie erwähnt, spielten die Erwartung der Klienten eine wichtige Rolle in den Erklärungsansätzen der Heiler. Allein die teils aufwendige Suche nach einer unkonventionellen Form der Therapie und das Finden eines passenden Heilers werden, so legt es das empirische Material nahe, als höchst bedeutsam im Antonovsky'schen Sinne erfahren. In der Heilbehandlung, so ließe sich auf der Basis der verbalen Daten spekulieren, bündelt und entlädt sich die mit verschiedenartigen Erwartungen verknüpfte motivationale Energie und generiert die für den Heilungsprozess so zentrale emotionale Disposition. Folgt man als Erklärungshypothese Antonovskys Konstrukt, würde dies bedeuten, dass die Klienten ihre generalisierten Widerstandsressourcen theoretisch effektiver nutzen, besser mit Stressoren umgehen und sich auf dem Gesundheits-Krankheits-Kontinuum folglich in Richtung Gesundheit bewegen müssten. Einschränkend muss zu diesem Deutungsansatz allerdings angemerkt werden, dass das Kohärenzgefühl von Antonovsky als relativ stabile globale Orientierung konzipiert war und intentional nur wenig modifizierbar ist. Eine Literaturübersicht (Jeserich 2013) legt jedoch nahe, dass religiöse/spirituelle Interventionen (wie z. B. Achtsamkeitsmeditation) kohärenzgefühlsteigernde Effekte erzielen können. In unseren quantitativen Daten zeigt sich ein Anstieg des Kohärenzgefühls von unterdurchschnittlichen Werten auf beinahe normale Mittelwerte nach sechs Monaten (vgl. Teut et al. 2019, Schumacher et al. 2000), wobei heterogene Verläufe vorliegen.

Die Heiler-Klienten-Beziehung ist ein weiterer potenzieller Wirkfaktor. Diese zeichnete sich auf Klientenseite durch Vertrauen und Glauben an den Heiler sowie durch eine starke Vorbildfunktion des Heilers aus. Die meisten der befragten Heiler waren in ihrer Biografie ebenfalls durch Krankheiten oder andere existenzielle Erfahrungen gegangen und boten den Klienten ihre Lebenserfahrung und ihren Heilungsweg als Lösungsmöglichkeit an. Insoweit könnten Heilerbiografien als Matrizen für die Problemlösung der Klienten gedeutet werden, wobei die Aufgabe der Klienten darin besteht, den Prozess ihrerseits nachzuvollziehen, eine transzendente Verbindung einzugehen und sich hierdurch verwandeln zu lassen (vgl. Stöckigt et al. 2015b). Die Transzendenzerfahrungen innerhalb der Heilbehandlungen werden von Heilern und Klienten zum Teil simultan erlebt und bieten daher gegenseitige „Plausibilitätsstrukturen" für die gemeinsame Konstruktion der Wirklichkeit. Besonders die Konvergenz von Weltbildern und Transzendenzbezügen ist nicht nur eine Motivation dafür, spirituelle/geistige Heiler aufzusuchen, sondern auch ein möglicher Wirkfaktor in der Heiler-Klient-Interaktion (vgl. Jeserich 2011).

Als weiterer Wirkfaktor ist die rituelle Form vieler Behandlungen zu diskutieren. Kennzeichnend für eine Vielzahl von Behandlungen sind wiederkehrende Abläufe und Interaktionsstrukturen (wie das Sprechen vorgefertigter Gebete, das Handauflegen oder ritualisierte Vor- und Nachgespräche). Außerdem werden von den Klienten immer wieder Stille und Ruhe als zentrale Kraftquellen erwähnt. Insoweit kann das therapeutische Setting als „ritueller Rahmen" verstanden werden, indem die oben genannten Prozesse der Heilung ablaufen. Die Wichtigkeit ritualisierter Behandlungsabläufe könnte dafür sprechen, dass der aus Psychotherapie und Placeboforschung (Ader 1997, Kirmayer 2011) als klassische Konditionierung bekannte Mechanismus als Wirkfaktor zur Anwendung kommt. Bestimmte Handlungen werden gemäß diesem Theoriemodell mit affektiven und physiologischen Reaktionen, wie z. B. Entspannungsreaktionen oder auch der Induktion von Trance, verknüpft.

Die Diskussion zeigt, dass es sich bei einer Heilbehandlung um ein sehr komplexes und mehrdimensionales Geschehen handelt, bei dem unterschiedliche potenzielle Wirkfaktoren miteinander interagieren könnten. Der Umstand, dass Heiler und Klienten betonen, dass transzendente Wesen/Kräfte für potenzielle Heilwirkungen verantwortlich seien, verdient besondere Beachtung, denn es ist der explizite Transzendenzbezug, der sowohl aus innen- als auch aus außenperspektivischer Sicht den entscheidenden Unterschied zu psychotherapeutischen Verfahren in der medizinischen Versorgung darstellt.

Letztlich lässt sich aus diesen Beobachtungen als mögliche Hypothese ableiten, dass Klienten spirituelle Heilbehandlungen langfristig nutzen, um Änderungen in ihrem Leben zu bewirken und die Lebensumstände neu zu deuten und ihr Empowerment zu steigern. Man könnte vermuten, dass spirituelle Heilbehandlungen nur für Menschen sinnvoll sind, die spirituell orientiert sind und für die das spezifische Heilersetting eine attraktive Lösungsmöglichkeit darstellt. Das wiederum würde bedeuten, dass Studien zu spirituellen Heilern in naturalistischen Settings und mit authentischen Klienten durchgeführt werden müssten.

## Literatur

ABBOTT N. C. 2000. Healing as a therapy for human disease: a systematic review. *The Journal of Alternative and Complementary Medicine* 6(2): 159–169.

ABEL T., KOHLMANN T., NOACK H. 1995. *SOC-Fragebogen.* Revidierte Fassung der Übersetzung von Noack und Bachmann (1987). Bern, Abteilung für Gesundheitsforschung des Instituts für Sozial- und Präventivmedizin.

ADER R. 1997. The role of conditioning in pharmacotherapy. In HARRISON A. (Ed). *The placebo effect: an interdisciplinary exploration.* Cambridge: Harvard University Press.

ANTONOVSKY A. 1987: *Unraveling the Mystery of Health.* San Francisco, CA: Jossey-Bass: 16.

ANGERMEYER M.C., KILIAN R., MATSCHINGER H. 2000. *WHOQOL-100 und WHOQOL-BREF. Handbuch für die Deutschsprachigen Versionen der WHO Instrumente zur Erfassung von Lebensqualität.* Göttingen: Hogrefe Publishing.

ASTIN A. A., *et al.* 2000. The efficacy of „Distant Healing": a systematic review of randomized trials. *Ann Intern Med* 132: 903–910.

BENOR D. J. 1995. Spiritual healing: a unifying influence in complementary therapies. *Complementary Therapies in Medicine* 3 (4): 234–238.

BIERNACKI P., WALDORF D. 1981. Snowball sampling: problems and techniques of chain referral sampling. *Sociol Methods Res* 10: 141–163.

BINDER M., WOLF-BRAUN B. 1995. Geistheilung in Deutschland. Teil 1: Ergebnisse einer Umfrage zum Selbstverständnis und zur Arbeitsweise Geistiger Heiler und Heilerinnen. *Zeitschrift für Parapsychologie und Grenzgebiete der Psychologie* 37 (3/4): 145–177.

BINDER M., WOLF-BRAUN B. 1997. Geistheilung in Deutschland. Teil 2: Teilnehmende Beobachtung zweier Heiler und Befragung ihrer Patienten. *Zeitschrift für Parapsychologie und Grenzgebiete der Psychologie* 39: 183–218.

BROWN C. K. 1998. The integration of healing and spirituality into health care. *IJ Interprofessional Care* 12 (4): 373–381.

BROWN C. K. 2000. Methodological problems of clinical research into spiritual healing: the healers perspective. *J Altern Complement Med* 6 (2): 171–176.

BUNDESÄRZTEKAMMER. 2011. *Placebo in der Medizin.* Hrsg. von der Bundesärztekammer auf Empfehlung ihres Wissenschaftlichen Beirats. Berlin: Deutscher Ärzteverlag.

BÜSSING A. 2010. Spirituality as a resource to rely on in chronic illness: the SpREUK questionnaire. *Religions* 1: 9–17.

BUSSING A., OSTERMANN T., MATTHIESSEN P. F. 2005. Role of religion and spirituality in medical patients: confirmatory results with the SpREUK questionnaire. *Health Qual Life Outcomes* 3: 10.

CRAWFORD C. C., *et al.* 2003. A systematic review of the quality of research on hands-on and distance healing: clinical and laboratory studies. *Altern Ther Health Med* 9 (3 Suppl.): 96A–104A.

CSORDAS T., KLEINMAN A. 1996. The Therapeutic Process. In SARGENT C. F., JOHNSON T. M.: *Handbook of Medical Anthropology: contemporary theory and method.* New York: Praeger.

DOW J. 1986. Universal aspects of symbolic healing: a theoretical synthesis. *American Anthropologist* 88: 56–69.

ERICKSON M., ROSSI E. L. 1981. *Hypnotherapie. Aufbau – Beispiele – Forschungen.* München: Pfeiffer.

ERICKSON M., ROSSI E. L., ROSSI S. L. 1978. *Hypnose: Induktion, psychotherapeutische Anwendung, Beispiele*. München: Pfeiffer.

GEORGE L. K., *et al.* 2000. Spirituality and health: what we know, what we need to know. *Journal of Social and Clinical Psychology* 19 (1): 102–116.

GRAWE K., GRAWE-GERBER M. 1999. Ressourcenaktivierung. Ein primäres Wirkprinzip der Psychotherapie. *Psychotherapeut* 44: 63–73.

HSIEH H. F., SHANNON SE. 2005. Three approaches to qualitative content analysis. *Qual Health Res*. 15: 1277–1288.

JESERICH F. 2013. Can sense of coherence be modified by religious/spiritual interventions?: a critical appraisal of previous research. *Interdiscip J Res Relig* 9: 1–36

LEVENSON M. R., *et al.* 2005. Self-transcendence: conceptualization and measurement. *The International Journal of Aging & Human Development* 60 (2): 127–43

JESERICH, F., BESCH, F., HOLMBERG, C., STÖCKIGT, B., TEUT, M. 2015. Radikale Körper-Empathie spiritueller Heiler und somatische Gegenübertragungen im Heilritual. Ein Beispiel für das methodologische Spiel mit psychoanalytischen Konzepten in der Religionswissenschaft. In KLINKHAMMER G., TOLKSDORF E. (Hg.) *Somatisierung des Religiösen. Empirische Studien zum rezenten religiösen Heilungs- und Therapiemarkt.* (Veröffentlichungen des Instituts für Religionswissenschaft und Religionspädagogik; Bd. 7). Bremen: Universität Bremen: 339–378.

KIRMAYER L. J. 2004. The cultural diversity of healing: meaning, metaphor and mechanism. *British Medical Bulletin* 69: 33–48.

KIRMAYER L. J. 2011. Unpacking the placebo response: insights from ethnographic studies of healing. *The Journal of Mind-Body Regulation* 1 (3): 112–124.

KRECH V. 2012 Religion als Kommunikation. In STAUSBERG M. (Hg). *Religionswissenschaft*. Berlin/Boston: de Gruyter: 49–63.

LAZARUS, R. S. 1993. From Psychological Stress to the Emotions: A History of Changing Outlooks. *Annual Review of Psychology* 44: 1–21.

LAZARUS, R. S. 2006. *Stress and Emotion: A New Synthesis*. New York: Springer.

LÉVI-STRAUSS C. L. 1963. *Structural Anthropology*. New York: Basic Books.

MERCER S. 2004. *The CARE Measure*. Glasgow: University of Glasgow.

MERLEAU-PONTY M. 1976. *Die Phänomenologie der Wahrnehmung*. Nachdruck (Auflage 1945). Berlin: Gruyter.

NEUMANN M., WIRTZ M., BOLLSCHWEILER E., *et al.* 2008. Psychometrische evaluation der deutschen version des messinstruments (Consultation and relational empathy (CARE)). *Psychother Psych Med* 58: 5–15.

OBRECHT A. J. 1999. *Die Welt der Heiler. Die Renaissance magischer Weltbilder*. Wien: Böhlau.

OBRECHT A. J. 2000. *Die Klienten der Geistheiler. Vom anderen Umgang mit Krankheit, Krise, Schmerz und Tod*. Bd. 2. Wien: Böhlau.

PRINCE R. 1964. Indigenous Yoruba Psychiatry. In KIEV A. (Ed) *Magic, Faith and Healing*. New York: Free Press.

REVENSTORF D., FREUND U., TRENKLE B. 2009. Therapeutische Geschichten und Metaphern. In REVENSTORF P. (Hg). *Hypnose in Psychotherapie, Psychosomatik und Medizin. Manual für die Praxis*. Heidelberg: Springer: 229–252.

SCHUMACHER J., GUNZELMANN T., BRÄHLER E. 2000. Deutsche Normierung der Sense of Coherence Scale von Antonovsky. *Diagnostica* 46: 208–213.

SCHUMACHER J., BRÄHLER E. 2000. *Sense of Coherence Scale von Antonovsky (SOC-Skala)*. Leipzig: Universität Leipzig.

SCHWARZER R., JERUSALEM M. 1995. Generalized self-efficacy scale. In WEINMAN J., WRIGHT S., JOHNSTON M. (Ed) *Measures in Health Psychology: A User's Portfolio Causal and Control Beliefs*. Windsor, UK: NFER-NELSON: 35–37.

STÖCKIGT B. 2011. *Begeisterte Welten. Traditionelle Therapien von Psychosen in Ostafrika*. Frankfurt am Main: Peter Lang Internationaler Verlag der Wissenschaften.

Stöckigt B.M., Besch F., Jeserich F., Holmberg C., Witt C.M., Teut M. 2015. Biographical similarities between spiritual healers and their clients in Germany – a qualitative study. *Anthropol Med.* Aug 22 (2): 177–190.

Stöckigt B.M., Besch F., Jeserich F., Holmberg C., Witt C.M., Teut M. 2015b. Healing Relationships: A Qualitative Study of Healers and Their Clients in Germany. *Evid Based Complement. Alternat Med.* 2015; Artikel Nr. 145154.

Teut M., Stöckigt B., Holmberg C., Besch F., Witt C.M., Jeserich F. 2014. Perceived outcomes of spiritual healing and explanations – a qualitative study on the perspectives of German healers and their clients. *BMC Complement Altern Med.* Jul 12;14: 240.

Teut M., Besch F., Witt C.M., Stöckigt B. 2019. Perceived Outcomes of spiritual healing: results from a prospective case series. *Complement Med Res.* 21: 1–11.

Voss E. 2011. *Mediales Heilen in Deutschland. Eine Ethnographie.* Berlin: Reimer.

# Die Heiler-Klienten-Beziehung

*Barbara Stöckigt / Florian Besch / Florian Jeserich / Christiane Holmberg / Claudia M. Witt / Michael Teut*

## Einleitung

Die Beziehung zwischen Gesundheitsdienstleistenden und ihren Klienten ist in verschiedenen Disziplinen von großem Interesse: Der Begriff der „therapeutischen Beziehung" wurde ursprünglich in der Psychotherapie geprägt und beschreibt die besondere Interaktion von Therapeut und Klient (GRAWE, DONATI, BERNAUER 1995). Rogers war einer der Ersten, der der therapeutischen Beziehung neben der spezifischen Therapiemethode selber einen wichtigen Einfluss auf das Ergebnis einer Psychotherapie zuschrieb. Seine therapeutischen Grundhaltungen sind Echtheit, bedingungslose Wertschätzung und Empathie (ROGERS 1965). Während Rogers noch die Eigenschaften des Therapeuten in einer gelungenen therapeutischen Beziehung betonte, fand in den letzten Jahrzehnten auch die Rolle des Klienten zunehmende Aufmerksamkeit (GELSO 2014). Auch in der medizinischen Forschung gewinnt die Arzt-Patienten-Beziehung immer mehr Beachtung. Gerade in einem technologisch orientierten westlichen Medizinsystem wünschen sich viele Patienten eine ganzheitliche und empathische Haltung ihrer behandelnden Ärzte. Neuere Studien besagen, dass eine empathische Arzt-Patienten-Beziehung Compliance, Patientenzufriedenheit und bessere Therapieergebnisse fördern; aufseiten der Ärzte fördere sie ebenfalls Zufriedenheit und verhindere Burn-out (JANI, BLANE, MERCER 2012; MAY *et al.* 2004; MIKESELL 2013).

In der medizinanthropologischen Forschung wird insbesondere die Bedeutung der Heilerpersönlichkeit für die Beziehung zwischen Heiler und Klient im Heilritual betont. Weiterhin sollen die komplexen symbolischen und metaphorischen Aspekte im Heilritual einen wesentlichen Einfluss auf das Verständnis und die Bewertung von Krankheiten und den Umgang damit haben (CSORDAS 1988; KIRMAYER 2004; KLEINMAN 1981). Obwohl all diese Disziplinen unterschiedliche Aspekte in der Beziehung betonen, ist davon auszugehen, dass die Beziehung gemeinhin als wesentlich für den therapeutischen Prozess erachtet wird.

In Deutschland haben einige Heilweisen, wie z.B. das Handauflegen oder das Warzenbesprechen, eine lange kulturgeschichtliche Tradition (HABERMANN 1995). Die genaue Zahl von Heilern in Deutschland ist nicht bekannt, doch lässt sich aufgrund des anhaltenden Interesses der Bevölkerung an komplementären und alternativen Therapieverfahren vermuten, dass auch die Zahl der Heiler eher steigt (LINDE, BUITKAMP, SCHNEIDER, JOOS 2013). Die Hintergründe, Konzepte und Ausbildungen der heutzutage praktizierenden Heiler sind aufgrund unterschiedlichster transnationaler Einflüsse und Strömungen (z.B. New Age, Globalisierung von Medizinsystemen) sehr verschieden und vielfältig. Heiler in eine homogene Gruppe zu fassen ist daher kaum möglich. Es gibt in Deutschland Heiler mit medizinischem Hintergrund, Heilpraktiker (die meisten) oder Heiler ohne medizinischen Hintergrund, dann oft „Laienheiler" genannt. Seit 2004 ist geistiges Heilen in Deutschland laut Bundesverfassungsgerichtsurteil gestattet, um Selbstheilungskräfte zu aktivieren; es ersetzt dabei jedoch keine medizinische oder heilpraktische Diagnose und Behandlung (BINDER, WOLF-BRAUN 1995, 1997; Voss 2011).

Trotz Heterogenität der Heilerszene und zur Klärung der Begriffe definieren wir in unserem Projekt „Heiler" (auch „spirituelle Heiler" oder „Geistheiler" genannt) als Menschen, die vor allem die Praxis des Handauflegens in Verbindung mit Meditation oder Gebet ausüben. Dabei ist aus ihrer Sicht zentral, dass sie sich mit einer transzendenten oder spirituellen Kraft verbinden (BENOR 1995; BROWN 1998). Unter „Transzendenz" verstehen wir Erfahrungen, die über die eigene Person hinausgehen (KRECH 2012; LEVENSON, JENNINGS, ALDWIN, SHIRAISHI 2005). Der Begriff „Spiritualität" beschreibt die Verbindung mit und Suche nach einer transzendenten Kraft, die sich auf das Göttliche, eine höhere Kraft oder geistige Wesen (auch „superhuman agents" genannt) beziehen (GEORGE, LARSON, KOENIG, MCCULLOUGH 2000; MCCAULEY, LAWSON 2002).

Ziel unseres Forschungsprojektes war es, das wachsende Feld zeitgenössischer Heiler und ihrer Klienten in Deutschland aus ihrer Binnenperspektive und ihren Erlebniswelten besser zu verstehen (Jeserich *et al.* 2015, STÖCKIGT *et al.* 2015; Stöckigt *et al.* 2015b, TEUT *et al.* 2014, 2019). In diesem zusammenfassenden Beitrag, der auf den Daten aus beiden Studien beruht, wollen wir die Beziehung zwischen Heiler und Klient beleuchten.

## Methoden und Studiendesign

Das Forschungsprojekt „Heiler und ihre Klienten – eine qualitative Studie" bestand aus zwei Teilen: Die erste Studie war eine explorative qualitative Studie, die im Rahmen einer einmaligen Querschnittserhebung die subjektive Perspektive der Heiler und ihrer Klienten hinsichtlich von Erfahrungen, Erleben und Auswirkungen von spirituellen Heilbehandlungen, ihrer persönlichen Biografie und Konzepten, Motivationen und Erwartungen in Bezug zum spirituellen Heilen untersuchte. Die Datenerhebung erfolgte durch semistrukturierte Interviews von Heilern und ihren Klienten sowie teilnehmende Beobachtung von Heilbehandlungen.

Im zweiten Teil des Projekts wurde eine Längsschnittstudie in Sinne einer prospektiven Fallserie mit Mixed-Methods-Ansatz angeschlossen. Dabei wurden Heiler und Klienten vom Zeitpunkt der Kontaktaufnahme zum Heiler über sechs Monate auf der Basis von qualitativen semistrukturierten Interviews und quantitativen Fragebögen begleitet, um den Behandlungsprozess über die Zeit zu beobachten und zu beschreiben und hieraus Hypothesen ableiten zu können. Fragebögen wurden vor der ersten Heilbehandlung zur

Baseline, kurz nach der ersten Heilbehandlung und nach ca. zwei und sechs Monaten erhoben. Interviews fanden nicht zur Baseline-Erhebung statt, um eine Beeinflussung der Beziehungsbildung von Heiler und Klient durch ein Interview zu vermeiden, dafür kurz nach der ersten Behandlung und nach ca. zwei sowie sechs Monaten. Die verwendeten Fragebögen wurden im Vorfeld der Studie in einem systematischen Suchprozess auf der Basis der bisherigen Ergebnisse aus der ersten Studie ausgewählt und werden ausführlich im Beitrag von Michael Teut *et al.* in diesem Band dargestellt.

Um der Heterogenität der Heilerszene in Deutschland gerecht zu werden, erfolgte die Rekrutierung der teilnehmenden Heiler nach dem Schneeballprinzip (Biernacki, Waldorf 1981), basierend auf Empfehlungen, Expertenmeinungen und Internetrecherche. Ziel war es, Heiler ohne oder mit verschiedenen medizinischen Hintergründen aus Städten und ländlichen Regionen zu rekrutieren. Die Klienten wurden sekundär über die Heiler eingeschlossen, sodass immer einem Heiler entsprechend Klienten zugeordnet werden konnten. Ziel dieses naturalistischen Settings, die die Alltagsrealität widerspiegelten, war es, die spezifischen Präferenzen und Erwartungshaltungen, z. B. in der Wahl des Heilers, zu berücksichtigen. Im ersten Studienteil kannten sich Heiler und Klient bereits über einen längeren Zeitraum, im zweiten Studienteil kannten sich Heiler und Klient so gut wie nicht, da die Rekrutierung der Klienten bereits vor der ersten Heilbehandlung erfolgte.

Die Interviews wurden digital aufgenommen und pseudonymisiert transkribiert. Kontextprotokolle der Interviews und der teilnehmenden Beobachtung wurden ebenfalls pseudonymisiert verfasst. Alle Daten wurden auf Basis einer gerichteten qualitativen Inhaltsanalyse mit der Software MAXQDA® induktiv und deduktiv ausgewertet (Hsieh, Shannon 2005). Das interdisziplinäre Forschungsteam mit Vertretern der Bereiche Medizin, Medizinethnologie und Religionswissenschaft traf sich regelmäßig, um die Ergebnisse der Analyse zu diskutieren, Intersubjektivität zu erhöhen und verschiedenste Perspektiven zu integrieren. Die quantitativen Daten wurden deskriptiv ausgewertet.

## Ergebnisse

Die Beziehung zwischen Heiler und Klient stellte sich für den gesamten Therapieprozess von zentraler Bedeutung heraus, vom ersten Kontakt an. Heiler und Klienten betonten die Bedeutung von Empathie des Heilers, (zunehmendem) Vertrauen zum Heiler sowie Offenheit und Eigenverantwortung des Klienten. Die genuine gemeinsame Erfahrung von Heiler und Klient in der Heilbehandlung ist u. a. durch die Verbindung zu einer transzendenten Kraft gekennzeichnet. Im Idealfall soll sich die Beziehung im Verlauf vertiefen und verfestigen, geprägt von einer Zunahme von Vertrauen und Selbstverantwortung des Klienten.

*Stichprobe*

In der ersten Studie wurden 15 Heiler (neun Frauen, sechs Männer) mit dem mittleren Alter von 55 ± SD 7,9 Jahren interviewt. Davon waren vier Ärzte, vier Heilpraktiker und sieben ohne medizinischen Hintergrund. Die Heiler wählten 16 ihrer Klienten aus (13 Frauen, drei Männer) mit dem mittleren Alter von 56 ± SD 13,8. Sechs Klienten waren angestellt (davon eine Krankenschwester), fünf Klienten selbstständig tätig (davon zwei Heilpraktiker), ein Klient war arbeitslos und vier berentet.

In der zweiten Studie wurden sieben Heiler (vier Frauen, drei Männer) mehrfach über sechs Monate interviewt. Das mittlere Alter lag bei 55,3 ± SD 5,9 Jahren. Davon waren ein Heiler Arzt, zwei Heilpraktiker und vier ohne medizinischen Hintergrund. Über diese Heiler wurden sieben neue Klienten, alles Frauen, mittleren Alters von 53,1 ± SD 4,9 Jahre, eingeschlossen und ebenfalls über sechs Monate wissenschaftlich begleitet. Es handelte sich um fünf Angestellte, eine Hausfrau und eine Rentnerin. Insgesamt nahmen 20 Heiler (zwei Heiler waren an beiden Studien beteiligt) und 23 Klienten teil.

*Erster Kontakt*

> A_H13_K1:
> „Also, ich finde, die Chemie muss einfach stimmen. Weil Sie (…) geben in dem Moment alles preis (…). Sie ziehen ja die Hosen runter sozusagen. Und das kann ich nicht, wenn mir der Mensch, der mir gegenübersitzt, unsympathisch ist. Das geht gar nicht." (Klientin)

> A_H11:
> „Wenn jemand sagt, (…) was soll ich machen? Ich sag, geben Sie mir erst einfach wenigstens für die erste Behandlung einen Vertrauensvorschuss. (…) Weil dann kommen wir schon ganz gut zurecht miteinander. (…) weil wenn Sie nicht mitmachen, passiert ja gar nichts, (…) das ist ja eine Teamarbeit." (Heiler)

Der erste Kontakt zwischen Heiler und Klient wurde als grundlegend für die ganze weitere therapeutische Beziehung und den Behandlungsverlauf beschrieben und mehrfach mit der Metapher „Fundament" bezeichnet, worauf im weiteren Verlauf im idealen Fall aufgebaut werden könne. Denn eine vertrauensvolle Beziehung, die im Verlauf stärker werde und sich vertiefe, sei für einen positiven Behandlungsverlauf notwendig. Vom Klienten wünschten sich die Heiler zu Beginn des therapeutischen Prozesses dafür einen „Vertrauensvorschuss" und die Offenheit, sich auf die Behandlung einzulassen. Aus Sicht der Befragten findet dies auch in den meisten Fällen statt, da die Bereitschaft für die Behandlung bereits damit beginne, dass der Klient aus eigener Initiative mit dem Heiler Kontakt aufgenommen habe. Die Klienten berichten, dass sie sich von ihrem Heiler unterstützt und eingeladen fühlten, da er ein angenehmes Setting schaffe, der Klient also einen Raum betrete, der Ruhe, Geborgenheit und Sicherheit vermittelte, z.B. durch die Einrichtung, Musik, Gerüche oder Kerzen. Auch der Faktor Zeit sei wesentlich; oft müsse der Klient nicht lange auf einen Termin warten, es bestünden keine oder nur eine sehr kurze Wartezeit, und die Sitzungen dauerten meistens mindestens eine Stunde, oft auch länger. Das alles gebe den Klienten das Gefühl der Wertschätzung und einer Einladung, sich zu entspannen. Wesentlich in der Unterstützung des Klienten sei das empathische Verhalten des Heilers, der dem Klient offen, wertneutral und mit all seiner Aufmerksamkeit begegne. Durch all dies bekomme der Klient das Gefühl vermittelt, willkommen zu sein und ernst genommen zu werden. Gleichzeitig sei es nicht möglich, in Beziehung zu treten, wenn nicht von Beginn an eine gegenseitige Sympathie bestehe. Dies könne natürlich durch Setting, Empathie und Offenheit gefördert werden, doch unabhängig davon finde dies auch auf einer ganz persönlichen Ebene statt, „stimme die Chemie" nicht, sei keine vertrauensvolle Beziehungsbildung möglich.

## Gemeinsame Erfahrung im spirituellen Heilritual

C_H2:
„Ich hab also oft die gleichen Bilder, die die Menschen auch haben, und nicht ähnlich, sondern wirklich haargenau die gleichen Bilder." (Heilerin)

A_H3:
„Und da findet ein Austausch statt. (…) Von der Energie des Heilers zu dem Menschen. Ein Austausch, ein Akt der Liebe." (Heiler)

Vertrauensfördernd und -intensivierend wird von allen Teilnehmern die geteilte Erfahrung im Heilritual beschrieben. Die Erfahrung darin wird oft als „besonders" und „einzigartig" beschrieben. Ein „tiefes Berührtsein" werde dabei erlebt. In den meisten Fällen benutzten die Heiler die Methode des Handauflegens. Obwohl die körperliche Berührung meist als angenehm empfunden wurde, reiche diese weit über das rein Körperliche hinaus. Sie führe in geistige und emotionale Bereiche, wecke Erinnerungen und Assoziationen und eine Nähe und Vertrautheit, die man z.B. bei der Mutter oder der Großmutter in der Kindheit erlebt habe. Diese Tiefe werde aufseiten von Heilern und Klienten erlebt; von „Verschmelzung" war die Rede, von „Energiefluss" und einer überpersönlichen „Liebe". Manche Klienten und Heiler berichteten, dass sie sich während der Behandlung in tranceähnlichen Zuständen befinden.

## Verbindung zur Transzendenz

Die gerade beschriebenen besonderen Merkmale des Heilrituals sind aus Sicht der Heiler nur möglich, da sie sich mit einer überpersönlichen, transzendenten oder spirituellen Kraft verbinden. Die Heiler sprechen dabei vom „Göttlichen", „Energie", „geistigen Wesen" oder „Engeln" und sehen sich selber häufig als „Kanal", der sich mit diesen Kräften verbinden kann und diese durch sich hindurchströmen lasse. Dadurch seien Erkenntnisse möglich, die über das subjektiv Persönliche hinausreichten, wichtig für die Behandlung seien und die o. g. Erlebnisse, wie z. B. Verschmelzung, Energiefluss, tiefes Berührtsein, erlaubten. Auch manche Klienten berichten, diese Verbindung zu spüren, durch den Heiler und im Heilritual sei es ihnen möglich bzw. falle es ihnen leichter, mit dieser transzendenten Kraft in Verbindung zu treten.

C_H1_H2_K6:
„Frau [Name C_H2] hat so viel Wissen (…) dass ich das Gefühl habe, so … hier bist du gut aufgehoben. Das ist so wie so eine Treppe zu Gott." (Klientin)

A_H3:
„Man verlässt die persönliche Ebene, unsere Meinungen, Vorstellungen und Konditionierungen. Und du verbindest dich (…) mit dem Ozean des Wissens. Nenne es meinetwegen auch das kollektive Unbewusste. Oder das höhere Selbst. Nenne es, wie du willst, von mir aus nenne es auch Gott (…) Und wenn du dann eine Frage stellst (…) dann ziehst du durch die Frage sozusagen die Antwort heran. … Die kommt nicht von einer persönlichen Ebene, das ist das Entscheidende. (…) Es kommt durch dich, du bist Kanal, du empfängst aus dem Ozean die Antwort." (Heiler)

Für die Klienten, die eine spirituelle Orientierung hatten, wurde die Behandlung beim Heiler als konkrete Hilfe, Unterstützung und Bestärkung in ihrer Spiritualität empfunden. Gleichzeitig gab es auch einige Klienten in der zweiten Studie ohne vorherigen Kontakt mit dem Heiler, die sich nicht als spirituell sahen, und sich diese Haltung auch im Verlauf nicht geändert habe. Dennoch berichteten sie von Behandlungserfolgen. Als offen für die Behandlung beschrieben sie sich jedoch allemal und zogen auch die Möglichkeit in Betracht, dass es da „eine höhere Instanz" gebe und etwas, dass „vielleicht neben der Schulmedizin helfen könnte".

A_H13_K1:
„Diese Geistheilung und überhaupt (…) dieser ganze spirituelle Weg (…) seitdem ich diesen Weg gegangen bin, (…) je mehr ich mich mit der ganzen Thematik jetzt auseinandersetze, desto besser geht es mir. Und ich werde dadurch stärker! Das finde ich so faszinierend. (…) Der Glaube, an wen auch immer ich glaube, ist ganz, ganz wichtig. Also für mich auf jeden Fall. Sonst wäre ich schon dreimal von der Brücke gesprungen." (Klientin)

D_H2_K2:
„Ich bin schon davon überzeugt, dass ich, dass ich halt hier nicht allein auf der Welt bin und dass es schon irgendwie eine höhere Instanz gibt. Die da auch in irgendeiner Form für mein Leben wichtig ist, aber dass ich jetzt mich wirklich spirituell groß damit auseinandersetze, nein." (Klientin)

### Die Heilerpersönlichkeit – wissend und empathisch

D_H2_K2:
„Ich find sie halt eine wahnsinnig tolle Frau. Ich bin sehr begeistert von ihr, ich habe schon das Gefühl, ich bin bei ihr echt gut aufgehoben. Sie nimmt mich ernst. (…) Ja, ich fühle mich bei ihr einfach gut. Wir verstehen uns (…) sie ist eine wundervolle Frau. (…) Sie ist jemand, der sehr einfühlsam ist, ja sehr auf mich eingegangen ist. Ich habe wirk-

lich viel Vertrauen in ihre Arbeit, in ihre Hände, in ihr Wissen. (…) Die Frau weiß, was sie tut, davon bin ich nach wie vor überzeugt." (Klientin)

C_H4:
„(…) ja einfach jemand, der zuhört, der nicht beurteilt, der nicht verurteilt." (Heiler)

Die Klienten schilderten oft, beeindruckt zu sein von den spirituellen Heilfähigkeiten (z. B. in eine gezielte Verbindung mit transzendenten Kräften gehen zu können) und der Weisheit der Heiler, gepaart mit einem besonders liebevollen und empathischen Eingehen auf den Klienten und seine Probleme. „Ein Verstehen ohne Worte" wurde von Klienten wie auch Heilern beschrieben und dieses tiefe Verständnis vonseiten der Heiler durch ihre intuitiven, feinsinnigen oder teilweise hellsinnigen Fähigkeiten erklärt. Die Fähigkeit, sich mit transzendenten Kräften zu verbinden, unterstütze sie in ihrem empathischen Umgang mit ihrem Gegenüber. Es unterstütze sie außerdem, dem Klienten mitfühlend, wertfrei und absichtslos zu begegnen. Diese Merkmale wurden von Heilern und Klienten als wesentlich für eine vertrauensvolle Beziehung genannt: der Heiler als jemand, der nicht beurteile oder gar verurteile (was oft nah beieinanderliege) und dem man sich als Klient daher vertrauensvoll öffnen könne.

Heiler waren zudem für den Klienten oft Vorbild und Hoffnungsträger für Heilung: Viele Heiler berichteten, dass sie in ihrer Biografie oft selber schwere Krisen durchlaufen hätten. Erst nach der gelungenen Bewältigung dieser Krisen, die oftmals mit intensiver spiritueller Arbeit einhergegangen sei, seien sie in der Lage gewesen, ihre Heilfähigkeit zu entwickeln und zu nutzen. Die Heiler seien daher für die Klienten oftmals ein Beispiel dafür, dass Heilung möglich sei.

C_H4:
„Der eigentliche Grund, warum ich da [zum Heilen] hingekommen bin, war ja meine eigene Krankheit." (Heiler)

*Zusammenarbeit von Heilern und Klienten*

C_H6_K1:
„Von daher denke ich, gehören da schon zwei Menschen zu. Der andere [der Klient] dürfte auch nicht so unsensibel sein (…) Klar. Er [der Heiler] geht auf mich ein, aber andererseits gehe ich ja auch auf ihn ein, weil du bist ja offen wie sonst nie. Ja, offen. Auch in der Erwartung, dass jetzt was kommt, du bist ja ganz reizoffen, da kann natürlich auch viel fließen. Und ansonsten könnte ja Herr C_H6 oder andere Praktiker sich, glaube ich, die Zähne ausbeißen." (Klientin)

Nach Meinung aller Beteiligten ist Vertrauensbildung ein wechselseitiger Prozess und ohne enge Zusammenarbeit und Kooperation nicht möglich. Der Heiler bringe dabei seine Heilfähigkeiten und seine Empathie ein und der Klient seine Offenheit und Bereitschaft, sich auf die Behandlung einzulassen und Eigenverantwortung zu übernehmen. Einige Heiler sahen die Eigenverantwortung als einen wesentlichen Aspekt in der Heilarbeit an. Dies erfordere von dem Klienten oft Mut, sich seinen ganz persönlichen Themen zu stellen.

Gegenseitiger Respekt und Wertschätzung wurden dabei immer wieder betont.

A_H9:
„(…) und habe ich immer sehr große Hochachtung vor den Leuten, die dann trotzdem hier sitzen [die Klienten]. Und (…) versuchen, das anzugehen und nicht die Schuld auf andere abzuwälzen. Das ist schon manchmal sehr berührend." (Heiler)

## Diskussion

Die Beziehung zwischen Heiler und Klient stellte sich für den gesamten Therapieprozess als zentral heraus, angefangen vom ersten, „Fundament"-bildenden Kontakt. Sie zeichnete sich durch gegenseitigen Respekt, Wertschätzung und Nähe aus. Der Kontakt wurde als „tief" und „besonders" beschrieben und war u. a. durch die genuine gemeinsame Erfahrung von Heiler und Klient in der Heilbehandlung gekennzeichnet. Dabei wurde dem Klienten oftmals die mögliche Verbindung zu einer sogenannten transzendenten Kraft ermöglicht bzw. erleichtert. Diese spirituelle Verbindung verstärke das empathische Verständnis des Heilers einerseits und ermögliche andererseits dem Klienten, sein Leben und seine Probleme neu zu bewerten. Im Ideal vertiefe und verfestige sich die Beziehung im Verlauf, geprägt von zunehmendem Vertrauen und Selbstverantwortung des Klienten.

### Die Bedeutung von Empathie in der Heiler-Klienten-Beziehung

Empathie ist ein zentraler Wirkfaktor in den verschiedensten heilerischen, therapeutischen und medizinischen Settings (CSORDAS 1988; JANI et al. 2012; KIRMAYER 2004; MAY et al, 2004; MIKESELL 2013; ROGERS 1965). Obwohl eine einheitliche Definition fehlt, ist die Erklärung von Mercer und Reynolds im medizinischen Kontext weit verbreitet. Sie lautet (MERCER, REYNOLDS 2002: 9):

Clinical empathy involves an ability (1) to understand the patient's situation, perspective and feeling …, (2) to communicate that understanding …, (3) to act on that understanding with the patient …

Dabei werden oft die professionellen Grenzen betont, um eine Überidentifikation mit dem Klienten zu vermeiden (NEUMANN et al. 2012). Die Erklärungen von Empathie in unserer Studie, bezogen auf die Heiler-Klienten-Beziehung, unterscheiden sich hinsichtlich des Verständnisses der klinischen Empathie insofern, als keine Grenzen gezogen werden (müssen), sondern geradezu die „Verschmelzung" betont wird; der Heiler fühle oftmals genau das, was der Klient empfinde. Da der Heiler sich als Kanal zum Transzendenten versteht, also alles im Heilritual Erlebte durch ihn hindurchfließe, sei die Gefahr, dass er sich mit diesen intensiven Verschmelzungserlebnissen identifiziere, gebannt.

Das Konzept der radikalen Empathie von Koss-Chioino gibt eine mögliche Erklärung: Die spirituelle Transformation, die Heiler oft in ihrer Heilerwerdung erfahren, worin sie selber krisenhafte Zustände durchlaufen und spirituelle/transzendente Erfahrungen machen, ermögliche ihnen in ihrer späteren Heiltätigkeit, radikale Empathie für den Klienten zu erleben (Koss-Chioino 2006). Auf die Ergebnisse unserer Studie gestützt, spricht Jeserich in Bezug auf dieses Konzept von radikaler Körperempathie und bezieht sich dabei auf das Erleben der gleichen Sensationen im Heilritual, z. B. dass der Heiler den Schmerz des Klienten spüre (Jeserich *et al.* 2015). Auch Kirmayers Konzept des „wounded healer" passt zu den Ergebnissen unserer Studie. Durch das Eingeständnis der eigenen Verwundbarkeit und Erfahrung der eigenen Krise und ihrer Bewältigung könne der Heiler ein vertieftes empathisches Verständnis für den Klienten haben und Heilprozesse in Gang gesetzt werden (Kirmayer 2003; Stöckigt *et al.* 2015).

> The ethos of the wounded healer stands for the possibility of meeting in a space that acknowledges human vulnerability (…). If we meet patients on an equal footing, together we can create a place where a personally and culturally meaningful process of healing can be co-constructed and enacted.[1]

## Die Dreiecksbeziehung zwischen Klient, Heiler und dem Transzendentem

Unser Projekt zeigt, dass die Beziehung zwischen Heiler und Klient für den Therapieverlauf mindestens die Bedeutung hat, die der Beziehung von Ärzten und Therapeuten mit ihren Patienten und Klienten in Medizin und Psychotherapie zugesprochen wird. Die Ergebnisse weisen jedoch auf eine weitere entscheidende Beziehungsebene hin, die zum Transzendenten. Deshalb sprechen wir von einer Dreiecksbeziehung zwischen Heiler, Klient und dem Transzendenten. Dieses Modell wollen wir im Folgenden etwas näher erörtern. Abbildung 1 stellt die transzendente Erfahrung im Heilritual dar. Wie bereits in Bezug auf empathisches Verständnis beschrieben, unterstützt bzw. ermöglicht die Verbindung des Heilers zu einer ihm bekannten, transzendenten Kraft seine subtile, intuitive oder hellsichtige Wahrnehmung des Klienten und seiner Beschwerden. Diese Verbindung des Heilers zur Transzendenz ist möglicherweise für den Klienten im Heilritual spürbar; oftmals wird von einer „besonderen", „einzigartigen" „Energie" gesprochen, die sogar manchmal tranceähnlich sei. Der Klient kann dadurch einen Eindruck und ein Gefühl für diese transzendente Kraft erhalten. Durch diese Erfahrung kann er womöglich selber wieder in Kontakt mit einer transzendenten/spirituellen Kraft kommen, möglicherweise werden auch Erinnerungen an frühere spirituelle Erfahrungen wachgerufen. Diese spirituelle Verbindung kann Vertrauen stärken und dazu beitragen, sich und seine Beschwerden in einen neuen Sinnkontext zu stellen (im Sinne von Reframing). Dies kann als Ressourcenaktivierung und Förderung der Salutogenese, auch im Sinne der „meaning response" nach Moerman verstanden werden (Moerman, Jonas 2002).

---

1   Kirmayer, 2003: 270–271.

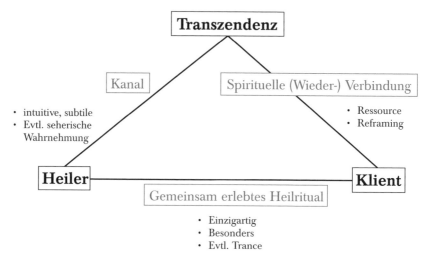

Abbildung 1: Dreiecksbeziehung

Während wir hier den Schwerpunkt auf die Beziehungsebene legen, bei der es immer (mindestens) ein Gegenüber gibt, kann die Erfahrung im Heilritual diese Trennung auch zeitweise auflösen und es zu dem beschriebenen „Verschmelzungserleben" kommen. Dabei steht kurzzeitig eine Einheitserfahrung im Mittelpunkt.

Und einen weiteren Aspekt in der Beziehungsbildung wollen wir hier diskutieren: das In-Kontakt-Gehen, In-Verbindung-Gehen und In-Beziehung-Gehen. In der Psychotherapie gibt es umfangreiche Theorien und therapeutische Konzepte zu „social bonding" und „attachment", und es würde den Rahmen dieses Artikels sprengen, darauf umfassend eingehen zu wollen (vgl. aber CURTIS 1981; STAUSS 2006). Wir wollen uns hier darauf fokussieren, die Fähigkeit, in „Verbindung gehen zu können", als wichtige Ressource im Heilungsprozess zu betrachten. Dabei hat der Klient das Angebot, gleich mehrere Beziehungen und Verbindungen einzugehen: zum Heiler, zum Transzendenten und zu sich selber. Der Klient wird eingeladen, seine sozialen Fähigkeiten, seine spirituellen Fähigkeiten und seine Fähigkeiten der Selbstwahrnehmung zu stärken und dadurch das Gefühl zu festigen, sich mit sich selbst und mit seiner Umwelt verbunden zu fühlen. In der Abbildung 2 wird die Dreiecksbeziehung unter dem Aspekt der Verbindung betrachtet: Der Heiler kann als Vorbild gesehen werden; er ist Experte für den Vorgang des In-Verbindung-Gehens. Er verbindet sich mit einer transzendenten Kraft und geht direkt mit dem Klienten durch körperliche Berührung im Heilritual in Kontakt. Diese sinnliche Wahrnehmung der körperlichen Berührung löst beim Klient oft unterschiedlichste Gefühle und Erinnerungen aus. Der Klient fühlt sich „tief berührt". Auf der physiologischen Ebene betrachtet, ist bekannt, dass körperliche Berührung affektiv, kognitiv und autonom im Gehirn verarbeitet wird (MORRISON, LOKEN, OLAUSSON 2010). Meistens sind es angenehme Gefühle wie Entspannung, Wohlsein oder Geborgenheit, aber auch Unsicherheiten, Ängste etc. können

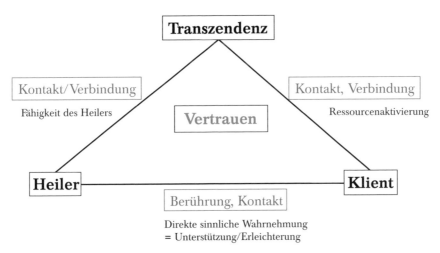

Abbildung 2: Die Ressource „in Verbindung gehen"

„berührt" werden. Dieser direkte körperliche Kontakt vom Heiler wird von Klienten oft als Unterstützung und Erleichterung gesehen, sich vertrauens-voll in der Behandlung zu öffnen. Dies beinhaltet auch, sich womöglich einer transzendenten Kraft zu öffnen. Und es kann auch bedeuten, offen für sich selbst zu werden. Oft sind Klienten erstaunt über die Gefühle, Bilder und Er-innerungen, die in Heilritualen bei ihnen auftauchen, z.B. die Trauer um ein schon lange verstorbenes Familienmitglied.

## Zusammenfassung

Zusammenfassend ergab unser Projekt, dass eine vertrauensvolle Beziehung zwischen Heiler und Klient als grundlegend für den Behandlungsverlauf von allen Beteiligten angesehen wird. Der erste Kontakt bildet das Fundament dafür. Außerdem sehen wir die Beziehung zwischen Heiler und Klient maß-geblich durch die Beziehung zur Transzendenz erweitert und sprechen daher von einer Dreiecksbeziehung, die u.a. dem Heiler ein tiefes empathisches Verständnis ermöglicht. Zentral in der vertrauensvollen Beziehungsentwick-lung ist die Fähigkeit, in Verbindung und in Kontakt zu gehen, worin der Kli-ent unterstützt wird. Durch die Beziehungsentwicklung zwischen Heiler und Klient werden vielfache Ressourcen aktiviert und salutogenetische Aspekte unterstützt: Hoffnung, In-Verbindung-Gehen, Verbunden-Sein, (Selbst-)Wahr-nehmung, Reframing, (Selbst-)Vertrauen und Selbstverantwortung.

## Funding

Das Projekt wurde von der Goerdt-Stiftung im Stifterverband für die Deutsche Wissenschaft – Deutsches Stiftungszentrum gefördert.

## Literatur

BENOR D.J. 1995. Spiritual healing: A unifying influence in complementary therapies. *Complement Ther Med 3*(4): 234–238.

BIERNACKI P., WALDORF D. 1981. Snowball Sampling – Problems and Techniques of Chain Referral Sampling. *Sociological Methods & Research* 10 (2): 141–163.

BINDER M., WOLF-BRAUN B. 1995. Geistheilung in Deutschland, Teil 1. *Z Parapsychol Grenzgeb Psychol* 37 (3/4): 145–177.

BINDER M., WOLF-BRAUN B. 1997. Geistheilung in Deutschland, Teil 2. *Z Parapsychol Grenzgeb Psychol* 39: 183–218.

BROWN C.K. 1998. The integration of healing and spirituality into health care. *Journal of Interprofessional Care* 12 (4): 373–381.

CSORDAS T.J. 1988. Elements of Charismatic Persuasion and Healing. *Medical Anthropology Quarterly* 2 (2): 121–142.

CURTIS J.M. 1981. Determinants of the therapeutic bond: How to engage patients. *Psychological Reports* 49 (2): 415–419.

GELSO C. 2014. A tripartite model of the therapeutic relationship: theory, research, and practice. *Psychother Res* 24 (2): 117–131.

GEORGE L.K., LARSON D.B., KOENIG H.G., McCULLOUGH M.E. 2000. Spirituality and health: What we know, what we need to know. *Journal of Social and Clinical Psychology* 19 (1): 102–116.

GRAWE K., DONATI R., BERNAUER F. 1995. *Psychotherapie im Wandel von der Konfession zur Profession.* 4. Aufl. ed. Göttingen [u.a.]: Hogrefe, Verl. für Psychologie.

HABERMANN M. 1995. *Man muß es halt glauben.* Berlin: VWB.

HSIEH H.F., Shannon S.E. 2005. Three approaches to qualitative content analysis. *Qual Health Res* 15 (9): 1277–1288.

JANI B.D., BLANE D.N., MERCER S.W. 2012. The role of empathy in therapy and the physician-patient relationship. *Forsch Komplementmed* 19 (5): 252–257.

JESERICH F., BESCH F., HOLMBERG C., STÖCKIGT B., TEUT M. 2015. Radikale Körper-Empathie spiritueller Heiler und somatische Gegenübertragungen im Heilritual. Ein Beispiel für das methodologische Spiel mit psychoanalytischen Konzepten in der Religionswissenschaft. In KLINKHAMMER G., TOLKSDORF E. (Ed), *Somatisierung des Religiösen. Empirische Studien zum rezenten religiösen Heilungs- und Therapiemarkt.* (Vol. 7). Bremen: Universität Bremen: 339–378.

KIRMAYER L.J. 2003. Asklepian dreams: the ethos of the wounded-healer in the clinical encounter. *Transcult Psychiatry* 40 (2): 248–277.

KIRMAYER L.J. 2004. The cultural diversity of healing: meaning, metaphor and mechanism. *Br Med Bull* 69: 33–48.

KLEINMAN A. 1981. *Patients and healers in the context of culture an exploration of the borderland between anthropology, medicine, and psychiatry* (1. paperback print. ed.). Berkeley u.a.: Univ. of Calif. Pr.

KOSS-CHIOINO J.D. 2006. Spiritual transformation, relation and radical empathy: core components of the ritual healing process. *Transcult Psychiatry* 43 (4): 652–670.

KRECH V. 2012. Religion als Kommunikation. In M. Stausberg (Ed). *Religionswissenschaft.* Berlin/New York: de Gruyter.

LEVENSON M. R., JENNINGS P. A., ALDWIN C. M., SHIRAISHI R. W. 2005. Self-transcendence: Conceptualization and measurement. *The International Journal of Aging & Human Development* 60 (2): 127–143.

LINDE K., BUITKAMP M., SCHNEIDER A., JOOS S. 2013. Naturheilverfahren, komplementäre und alternative Therapien. In BÖCKEN J., BRAUN B., REPSCHLÄGER U. (Ed). *Gesundheitsmonitor 2012 – Bürgerorientierung im Gesundheitswesen*. Gütersloh: Bertelsmann Stiftung Publisher: 118–135.

MAY C., ALLISON G., CHAPPLE A., CHEW-GRAHAM C., DIXON C., GASK L., ROLAND M. 2004. Framing the doctor-patient relationship in chronic illness: a comparative study of general practitioners' accounts. *Sociol Health Illn* 26 (2): 135–158.

MCCAULEY R. N., LAWSON E. T. 2002. *Bringing ritual to mind: Psychological foundations of cultural forms*. New York, NY: Cambridge University Press.

MERCER S. W., REYNOLDS W. J. 2002. Empathy and quality of care. *Br J Gen Pract* 52 Suppl.: S9–12.

MIKESELL L. 2013. Medicinal relationships: caring conversation. *Med Educ* 47 (5): 443–452.

MOERMAN D. E., JONAS W. B. 2002. Deconstructing the placebo effect and finding the meaning response. *Ann Intern Med* 136 (6): 471–476.

MORRISON I., LOKEN L. S., OLAUSSON H. 2010. The skin as a social organ. *Exp Brain Res* 204 (3): 305–314.

NEUMANN M., SCHEFFER C., TAUSCHEL D., LUTZ G., WIRTZ M., EDELHAUSER F. 2012. Physician empathy: definition, outcome-relevance and its measurement in patient care and medical education. *GMS Z Med Ausbild* 29 (1): Doc11.

ROGERS C. R. 1965. The therapeutic relationship: Recent theory and research. *Australian Journal of Psychology* 17 (2): 95–108.

STAUSS K. 2006. *Bonding Psychotherapie – Grundlagen und Methoden*. München: Kösel.

STÖCKIGT B., BESCH F., JESERICH F., HOLMBERG C., WITT C. M., TEUT M. 2015. Biographical Similarities between Spiritual Healers and their Clients in Germany – a Qualitative Study. *Anthropology & Medicine*. Aug 22 (2): 177–190

STÖCKIGT B. M. H., BESCH F., JESERICH F., HOLMBERG C., WITT C. M., TEUT M. 2015b. Healing Relationships: A Qualitative Study of Healers and Their Clients in Germany. *Evid Based Complement Alternat Med*, Artikelnr. 145154.

TEUT M., STOCKIGT B., HOLMBERG C., BESCH F., WITT C. M., JESERICH F. 2014. Perceived outcomes of spiritual healing and explanations – a qualitative study on the perspectives of German healers and their clients. *BMC Complement Altern Med* 14: 240.

VOSS E. 2011. *Mediales Heilen in Deutschland. Eine Ethnographie*. Berlin: Reimer.

# Ein Interview mit Wolfgang Maly

*geführt von Michael Teut*

**Michael Teut (MT):** Sehr geehrter Herr Maly, wie sind Sie zum Heiler geworden?

**Wolfgang Maly (WM):** Vor 20 Jahren erlitt ich eine schwere Rückenmarksverletzung. Die Ärzte gaben mir unmissverständlich zu verstehen, dass ich den Rest meines Lebens im Rollstuhl fristen würde. Doch das wollte ich nicht hinnehmen. Da andere mir nicht helfen konnten, überlegte ich, wie ich das bewerkstelligen könnte. Ich war lange als Diakon tätig und bin ein tiefgläubiger Mensch. Ich bat Gott um Hilfe und stellte mir vor, wie ein von Gott gesandtes Licht durch mein Rückenmark fließt und die zerstörten Nervenfasern heilt. Ich war ja allein in der Klinik und sehnte mich in der schwierigen Situation nach Zuwendung. Also legte ich mir selbst die Hände auf, auf den Bauch und das Herz. Mein Beten und die damit verbundenen Autosuggestionen trugen bald Früchte, und ich begann wieder zu gehen.

Später praktizierte ich die Methode mit anderen Menschen, einer Freundin, die an Brustkrebs erkrankt war, und mit meiner eigenen Frau, die Pankreaskrebs hatte. Seither habe ich viele Patienten betreut, und viele sind heil geworden. Das heißt nicht, dass alle eine Krebserkrankung überwunden haben, wenngleich das tatsächlich vorkommt, sondern vielmehr, dass sie ihre Angst vor der Erkrankung und auch vor dem möglichen Tod verlieren und an der Seele und manchmal auch am Leib gesunden.

Ich weiß gar nicht, ob ich ein Heiler bin. Die Maly-Meditation wird von Tausenden praktiziert, die nie bei mir waren, die lediglich die Methode z. B. mithilfe des Buches erlernen und selbst ausüben. Und auch diese Menschen heilen.

Wenn ich aber ein Heiler bin, dann wohl deshalb, weil ich den Menschen einen Weg aufzeige, auf dem Heilung möglich ist, und das ist der Glaube daran und die konkrete Vorstellung davon, dass sie heil werden können. Mediziner verabreichen Medizin oder weisen anderweitige Therapien an, um eine Heilung zu befördern. Ich spreche die Spiritualität der Menschen an, weil ich davon überzeugt bin, dass man nur heil werden kann, wenn der ganze Mensch einbezogen wird, und das ist mehr als seine reine Biochemie.

**MT:** Wie wirkt denn das spirituelle Heilen aus Ihrer Erfahrung?

**WM:** Viele Menschen, die zu mir kommen, haben fürchterliche Ängste. Mitunter stellen sie sich auf das Schlimmste ein, auch wenn das gar nicht im Raum steht. Sie sind so sehr darauf fixiert, leiden und sterben zu müssen, dass ihnen die Möglichkeit eines guten Ausgangs gar nicht in den Sinn kommt. Nicht jeder ist im Glauben verwurzelt. Trotzdem haben die meisten Menschen eine Sehnsucht nach etwas Größerem, durch das ihr Leid transzendiert wird. Während der Maly-Meditation verbinden wir uns mit der Liebe Gottes, und diese Liebe kann man spüren. Menschen erleben das ganz unterschiedlich. Mitunter fließen Tränen der Freude, manche sprechen von Licht, dass sie schützend umgibt, oder sie fühlen sich frei wie ein Vöglein. Eine konkrete Erklärung dafür, was da passiert, habe ich nicht.

Ich bin ja kein Wissenschaftler. Aber ich glaube, dass die Liebe etwas in uns anrührt, das uns nicht nur guttut und zu besseren Menschen macht, sondern uns heilen kann. Liebe kann seelische Wunden heilen, und sie kann Wesens- und Charakterzüge, die uns und unseren Mitmenschen nicht guttun, zum Besseren wenden. Heilung ist ein umfassender Prozess. Ein seelisch geschundener Mensch kann nicht körperlich genesen, solange sein Herz leidet.

Durch Spiritualität, aber auch konkret durch Religiosität erfahren wir eine Liebe, die für jedermann da ist.

Durch die Autosuggestionen während der Maly-Meditation wird das, was man „Selbstliebe" nennt, angefacht, denn ich stelle mir ja vor, wie das göttliche Licht durch mich fließt und mich heilt. Wenn Sie dann auch noch zusammen mit der Familie oder dem Partner meditieren und Ihnen liebe Menschen die Hände auflegen, dann erfahren Sie Liebe und Zuwendung in dreifacher Hinsicht. Und das heilt.

**MT:**  Aus Ihrer Perspektive als Heiler – was entgegnen Sie den Kritikern?

**WM:**  Wissen Sie, die meisten Kritiker haben überhaupt keine Argumente. Die übelsten sind die, die selbst nicht glauben können und anderen das Recht auf Spiritualität absprechen wollen, weil Gott in ihrem Kosmos nicht vorkommt. Dann gibt es ganz Schlaue, die mir vorwerfen, ich würde den Patienten gegenüber Heilversprechen machen. Das ist natürlich Quatsch! Wenn man einem kranken Menschen keine Hoffnung macht, läuft jede Therapie ins Leere. Wenn Ärzte und Wissenschaftler der Meinung sind, der Mensch sei nicht mehr als die Summe seiner Zellen, dann dürfen sie gern daran glauben. Aber sie sollten zur Kenntnis nehmen, dass Patienten keine reparaturbedürftigen Maschinen, sondern zutiefst spirituelle Wesen sind. Auch wer nicht an Gott glaubt, macht spirituelle Erfahrungen, und sei es beim Betrachten eines Sonnenuntergangs oder beim Anblick eines schlafenden Kindes. Mittlerweile habe ich das Gefühl, dass Kritiker spiritueller Heilmethoden selbst der spirituellen Heilung bedürfen. Meist geht es nicht um Haltungen, sondern um ideologische Besserwisserei. Die reine Schulmedizin wird doch nicht dadurch schlechter oder besser, indem ergänzende Methoden diffamiert werden. Ist es schon so weit gekommen, dass Mediziner ergänzende Heilmethoden verteufeln müssen, um sich selbst zu bestätigen? Das ist doch traurig. Es wird Zeit, dass Heiler – und Ärzte sind, historisch betrachtet und im Kern ihrer Profession, auch Heiler – sich austauschen und zusammenarbeiten. Die Patienten haben ein Recht darauf!

**MT:** Wo sind die Grenzen, woran erkennt man Scharlatane? Wem kann man vertrauen?

**WM:** Es gibt natürlich einen großen Basar, auf dem sich viele Scharlatane tummeln, und das Angebot ist kunterbunt. Ein absolutes Ausschlusskriterium ist aus meiner Sicht undifferenzierte Kritik an der Schulmedizin. Das ist eine ganz üble Masche. Da wird dann der Onkologe diffamiert, die Nebenwirkungen einer Therapie werden so schwarzgemalt, dass die Patienten Abstand von einer schulmedizinischen Betreuung nehmen. Das halte ich für fatal und rate dringend davon ab, sich solchen selbst ernannten „Geistheilern" anzuvertrauen. Ich habe das Gefühl, dass solche Scharlatane die Patienten isolieren wollen, sowohl von den betreuenden Ärzten als auch von den Familien, damit sie selbst uneingeschränkt Einfluss ausüben können. Mitunter münden solche Methoden in eine Abhängigkeit. Die Patienten werden regelmäßig einbestellt, und sie zahlen einen hohen Preis dafür. Nicht nur konkret in Euro und Cent. Sie verlieren den Überblick über das, was ihnen guttut, und sind nicht mehr Herr ihrer selbst.

Ein gewisses Maß an Ritualität halte ich für hilfreich im Hinblick auf Therapien und Heilmethoden. Ich wäre allerdings skeptisch, wenn Rituale in einen Budenzauber ausufern. Auch das Anrufen der geistigen Ebene – wie das in solchen Kreisen gern genannt wird – oder gar geistiger Helfer auf der anderen Seite würde mich vorsichtig stimmen.

Mit dem Vertrauen ist das so eine Sache. Seriöse Heiler zwingen Patienten nicht in eine Therapie. Das Angebot sollte so formuliert sein, dass der Patient frei entscheiden kann, ohne manipuliert zu werden.

**MT:** Macht es Sinn, sich als Wissenschaftler mit Heilern zu beschäftigen? Welches sind aus Ihrer Perspektive interessante Forschungsfragen?

**WM:** Ich denke, dass alles, was Patienten zum Wohle gereicht und hilft, ihre Not zu lindern, der Beachtung und auch der Betrachtung wert sein sollte. Das Verständnis für die heilsamen Effekte spiritueller Praxis scheint in weiten Teilen des Medizinbetriebes entweder abhandengekommen oder nie existent gewesen zu sein. In dem Maße, in dem die Hochschulmedizin an ihre Grenzen stößt, etwa bei der Behandlung chronischer Erkrankungen, müsste doch das Interesse an Methoden zunehmen, die helfen können, die Lücken zu schließen. Allein die Neugier – eine, wenn nicht die Triebfeder wissenschaftlichen Forschergeistes – sollte Grund genug sein.

Interessante Fragen wären beispielsweise: Kann man Noceboeffekte in Placeboeffekte verwandeln, die erfahrbar, aber auch konkret messbar werden? Was geschieht auf zellulärer Ebene, wenn Menschen sich in die Meditation oder ins Gebet versenken, wenn sie Liebe und Zuwendung erfahren? Welche Hormone und Botenstoffe geben Aufschluss über Heilprozesse, etwa Entzündungsregulierung?

**MT:** Kann man das spirituelle Heilen in konventionelle medizinische Settings integrieren?

**WM:** Grundsätzlich glaube ich, dass Einzelfallstudien, wie Prof. Christian Schubert von der Universität Innsbruck sie entwickelt, mehr Aufschluss über die Wirksamkeit und ggfs. die Wirkmechanismen geben können, nicht zuletzt weil Zusammenhänge konkreter sichtbar werden.

Ein Medikament kann man dosieren, aber wie soll man Spiritualität dosieren, wenn sie doch eine zutiefst individuelle Erfahrung darstellt? Ich fürchte, Placebo-kontrollierte, doppelt verblindete Designs würden nur einen oberflächlichen Einblick geben.

**MT:** Ihre Zukunftsvision?

**WM:** Eine integrative Medizin, die diesen Namen verdient. Kein Gegeneinander, sondern ein Miteinander, um Körper, Geist und Seele gleichermaßen gerecht werden zu können.

Ärzte, die ihre eigene Spiritualität pflegen im Eigeninteresse und im Interesse ihrer Patientenschaft.

Kliniken, in denen geschultes Personal Patienten in schweren Zeiten auch spirituell beisteht und sie nicht nur abfertigt.

**MT:** Ich danke Ihnen für das Interview!

*Das Interview führte Michael Teut.*

# Geistiges Heilen – Daten, Modelle, Fragen

*Harald Walach*

## Einführung, Hintergrund

„Geistheilen" bezeichnet in diesem Kapitel die direkte Wirkung einer – geistigen – „Intention" auf ein biologisches System, meistens einen kranken Organismus. Dies kann unterstützt werden durch körperliche Gegenwart und Handlungen wie Bestreichungen der körpernahen Umrisse, oft als „Aura" bezeichnet. Sehr oft geschieht es aber ohne direkten Kontakt, ja sogar über weite Distanzen hinweg und manchmal auch, ohne dass die betreffende Person davon weiß oder dies spürt. Heilen in der Gegenwart eines Heilers ist wissenschaftlich und konzeptuell weniger spektakulär und eigentlich auch angesichts der Erkenntnisse der modernen Placeboforschung wenig verwunderlich (COLLOCA & BENEDETTI 2005; COLLOCA, FLATEN & MEISSNER 2013; MEISSNER, KOHLS & COLLOCA 2011; SCHMIDT & WALACH 2016; WALACH 2015, 2018; WALACH & BREITKREUTZ 2018). Denn wir wissen: Die menschliche Erwartung, der menschliche Glaube, die Hoffnung und die Reduktion von Angst und Anspannung, die durch ein glaubwürdiges Ritual erzeugt werden, sie alle können einen wesentlichen, wenn nicht den entscheidenden Beitrag zu einer Gesundung leisten (FRANK 1981). Daher wollen wir uns diesem Sonderfall des geistigen Heilens nicht gesondert zuwenden, sondern unsere Überlegungen auf jene Fälle beschränken, bei denen entweder die Heilung aus der Distanz und ohne Wissen der Betreffenden stattfindet und daher nicht einfach über Placebomechanismen erklärbar ist oder auf biologische Systeme konzentriert ist, bei denen wir nicht von bewusst erzeugten psychologischen Prozessen ausgehen, wie Pflanzen oder Zellsystemen.

## Theoretische Vorüberlegungen: Lokalität und Nichtlokalität

Bevor wir uns der Frage zuwenden, ob es solche Prozesse gibt und wie die wissenschaftliche Datenlage dazu aussieht, ist es nützlich, einige theoretische Vorbemerkungen zu machen. Wir betrachten die Welt notwendigerweise und meistens ohne dass wir es wissen, mithilfe eines Deutungsrahmens und machen dabei Voraussetzungen. In unserem modernen Weltbild gehen wir davon aus, dass ursächliche Wirkungen über die Vermittlung physikalischer Signale oder nachvollziehbarer Interaktionen geschehen. Wir sprechen dann davon, dass wir wissen, welcher „Mechanismus" einen Prozess auslöst oder welche „Ursache" dafür verantwortlich ist, und nennen dies dann eine kausale Erklärung. Damit meinen wir meist, dass wir eine durchgehende Kette von Signalübertragungen und Interaktionen (Ursache-Wirkungs-Abfolgen) angeben können. Wenn etwa die Einnahme einer Aspirin-Tablette als ursächliche

Behandlung für einen Kopfschmerz analysiert wird, dann meinen wir damit, dass Aspirin einen pharmakologischen Wirkstoff enthält, den wir mittlerweile kennen, die Acetylsalicylsäure, die wiederum als Cyclooxigenasehemmer die Prostaglandinsynthese hemmt; auch das wissen wir. Daher ist es leicht vorstellbar, dass sie einen entzündlichen Prozess – Schmerzen – beseitigt. Alle Schritte von der Einnahme des Aspirins bis zur Beseitigung der Schmerzen meinen wir zu kennen und können, zumindest im Prinzip, eine Kette von Ursachen und Wirkungen angeben. Wo eine solche Kette nicht direkt über Rezeptoren und biochemische Signale im Organismus auffindbar ist, gehen wir davon aus, dass andere physikalische Signale vorhanden sein müssen. Wenn etwa eine Bombe durch ein Mobiltelefon ferngezündet wird, dann gehen wir davon aus, dass elektromagnetische Signale über Antennen und Verstärker von einem Urheber zum Empfängergerät gesandt werden, wo sie über eine elektrische Signalkette einen Zünder und schließlich die Bombe auslösen. Solche kausalen Signale nennen wir auch „lokale" Signale. Denn sie folgen der sog. Lokalitätsbedingung, die die Einstein'sche spezielle Relativitätstheorie vorgibt (Cushing 1989; Reichenbach 1957). Sie besagt, dass sich Signale im Universum nur mit endlicher Geschwindigkeit fortpflanzen, nämlich mit der Geschwindigkeit des Lichtes, also mit ca. 300.000 km/sek. Alles, was innerhalb eines „Lichtkegels" liegt, der von einem solchen Signal erreichbar ist, ist lokal verbunden, kann also prinzipiell kausal beeinflusst werden. Alles, was außerhalb liegt, ist lokal nicht mit der Signalquelle verbunden. Hinzu kommt noch, dass elektromagnetische und andere physikalische Signale in ihrer Signalstärke mit dem Quadrat der umgekehrt proportionalen Distanz abnehmen, also umso schwächer werden, je weiter die Distanz ist. Das bedeutet für unsere Frage, dass Geistheilung, vor allem über die Distanz, kaum auf der Übertragung physikalisch bekannter „Energien" beruhen könnte, vor allem dann nicht, wenn die Distanz groß ist. Denn dann müssten die verwendeten „Energien" sehr stark sein, um die Distanz zu überwinden. Das ist für bekannte elektromagnetische Energien unwahrscheinlich, weil die vom menschlichen Organismus erzeugten elektromagnetischen Signale sehr schwach sind. Alternativ müsste man bislang noch unbekannte „Energien" postulieren, die wiederum die Kohärenz des bisher erreichten physikalischen Weltmodells infrage stellen würden.

Bereits Schopenhauer hat im 19. Jahrhundert festgestellt, dass aber die kausal-physikalische Wirkung nur *eine* mögliche Form der Ursache-Wirkungs-Beziehung ist und dass das, was wir unter Geistheilung verstehen, vielleicht einer anderen Kategorie angehört. Er schreibt in seinem Aufsatz „Versuch über das Geistersehen":

> Überdies hat nun derselbe animalische Magnetismus, dem wir diese Wunder verdanken, uns auch ein unmittelbares Wirken des Willens auf andere und in die Ferne auf mancherlei Weise beglaubigt: ein solches aber ist gerade der Grundcharakter dessen, was der verrufene Name der Magie bezeichnet. Denn diese ist ein von den kausalen Bedingungen des physischen Wirkens, also des Kontakts im weitesten Sinne des Wortes befreites, unmittelbares Wirken unseres Willens selbst; … Animalischer Magnetismus, sympathetische Kuren, Magie, zweites Gesicht, Wahrträumen, Geistersehn und Visionen aller Art

sind verwandte Erscheinungen, Zweige eines Stammes und geben sichere, unabweisbare Anzeige von einem Nexus der Wesen, der auf einer ganz andern Ordnung der Dinge beruht, als die Natur ist, als welche zu ihrer Basis die Gesetze des Raumes, der Zeit und der Kausalität hat; während jene andere Ordnung eine tieferliegende, ursprünglichere und unmittelbarere ist, daher vor ihr die ersten und allgemeinsten, weil rein formalen Gesetze der Natur ungültig sind, demnach Zeit und Raum die Individuen nicht mehr trennen … so dass Veränderungen herbeigeführt werden auf einem ganz andern Weg als dem der physischen kausalität und der zusammenhängenden Kette ihrer Glieder …[1]

Er spricht hier von einem unmittelbaren Wirken des Willens, der von den kausalen Bedingungen des Wirkens befreit sei und der aufgrund einer tief greifenden Verbindung aller Wesenheiten, des „Nexus der Wesen" möglich sei. Eine moderne Formulierung hierfür wäre die Feststellung, dass wir es bei der Geistheilung mit einer „nichtlokalen" Form der Verbindung zu tun haben, die weder über klassische noch über unbekannte kausale Signale stattfindet.

Ist so etwas denkbar? Wenn ja, wie sieht die Datenlage dafür aus? Und welche Modelle können dies verstehbar machen? Wenden wir uns also zunächst dem empirischen Befund zu.

## Die Datenlage

### Meta-analytische Befunde

Forschung zu Geistheilung und Fernheilung ist zwar nur ein Randgebiet, hat aber über die Jahre hinweg doch einiges an Studien produziert. Meistens zeichnet sich das Gebiet dadurch aus, dass einzelne Forscher einige Daten beigetragen und andere an anderer Stelle weitergearbeitet haben. Die Situation ist also eher einer unsystematischen Sammlung von mehr oder weniger behauenen Steinen als einem Gebäude vergleichbar.

Das dreibändige Werk von Dan Benor fasst eine Fülle von Studien zusammen (BENOR 1992). Dies ist insofern interessant, als es zeigt, dass es durchaus Forschung auf diesem Gebiet gibt, und zwar schon seit Längerem. Wenn man aber wirklich wissen will, ob diese Effekte mehr als Zufallsschwankungen darstellen, dann bieten sich zwei grundsätzliche Wege an: Man kann eine Metaanalyse aller Studien durchführen, die man nach einem bestimmten Auswahlprinzip zusammenstellt, und man kann Serien von Experimenten machen.

Den ersten Weg beschritt eine unlängst publizierte Metaanalyse von Roe, Sonnex und Roxburgh, die zwei solcher Analysen durchführten: Zum einen analysierten sie alle Studien, die den Einfluss von menschlicher Intention auf nichtmenschliche Zielsysteme – Tiere, Pflanzen, Zellkulturen – experimentell untersuchten. Zum anderen wurden alle Fernheilstudien an Menschen quantitativ zusammengefasst (ROE, SONNEX & ROXBURGH 2015). Der Vorteil einer solchen Analyse ist die Tatsache, dass unterschiedliche Studien durch einige statistisch gebräuchliche Umwandlungen auf eine gemeinsame Metrik ge-

1  SCHOPENHAUER 1968: 319 f.

bracht werden, die dann statistisch zusammengefasst werden kann. In diesem Falle wurde als Metrik oder Effektstärkenmaß der Korrelationskoeffizient r verwendet. Er kann bei Bedarf leicht in das Differenzmaß d umformuliert werden und umgekehrt. Der Vorteil von r ist die einfache Interpretierbarkeit. Denn der Korrelationskoeffizient r kann zwischen −1 und +1 schwanken und drückt die Stärke eines Zusammenhangs aus, in diesem Fall den Zusammenhang zwischen Intention und beobachtetem experimentellen Effekt.

Dieser liegt für die von der Analyse eingeschlossenen 49 Tier- und Pflanzenstudien bei r = .26 und ist signifikant von null verschieden. Die Autoren beobachteten, dass diese Effektgröße heterogen ist, dass also die Effektstärkemasse über die Studien hinweg eine erhebliche Streuung aufweist. Bereinigt man diese Streuung, indem man die Ausreißer auf beiden Seiten entfernt, dann muss man zehn solcher Ausreißer entfernen, um eine homogene Effektstärke zu erhalten. Sie hat dann einen mittleren Wert von r = .2, ist also leicht geringer, aber immer noch signifikant von null verschieden. Man kann sich auch die Frage stellen, was geschieht, wenn man nur die methodisch guten Studien zusammenfasst. Dann bleiben 22 der ursprünglich 49 Studien als methodisch gut bewertet übrig, die eine gemeinsame Effektstärke von r = .11 aufweisen, die aber immer noch signifikant von null verschieden ist. Die Analyse der experimentellen Tier- und Pflanzenstudien zeigt also ein einigermaßen robustes metaanalytisches Ergebnis. Die Effektstärke ist klein, aber von null signifikant verschieden. Auch wenn man, wie die Autoren es tun, vermutet, dass nicht alle nichtsignifikanten, negativen Studien publiziert worden sind, also einen sog. Publicationbias annimmt, so lässt sich dieses Ergebnis mit dem Nichtpublizieren negativer Ergebnisse allein nicht erklären, denn es wären insgesamt 240 Studien mit Nullergebnis nötig, um dieses empirische Resultat in ein statistisch nichtsignifikantes Ergebnis zu verwandeln. Die experimentellen Tier- und Pflanzenmodelle zeigen also in dieser Metaanalyse eine signifikante kleine Effektstärke, die zwar offenkundig kleiner wird, wenn man nur die methodisch guten Studien betrachtet, aber relativ robust signifikant ist.

Die Studien an Menschen, die in dieser Analyse zusammengefasst wurden, umfassen 57 Studien, die analysierbar waren. Diese Studien ergeben eine kleine, aber signifikant von null verschiedene Effektstärke von r = .20, die wiederum heterogen ist. Man muss elf Ausreisser entfernen, um die Studien homogen erscheinen zu lassen. Die Effektstärke sinkt dann leicht auf r = .19, ist aber noch immer signifikant. Wenn man nur die 27 methodisch besten Studien zusammennimmt, dann steigt die Effektgröße sogar leicht auf r = .22 an und ist immer noch signifikant. Auch wenn man einen Publikationsbias annimmt, so müsste man davon ausgehen, dass 255 Studien mit Nulleffekt unpubliziert sind, damit dieses Ergebnis negativ und nicht signifikant wäre.

Wir sehen also: Der derzeitige Stand der Wissenschaft zeigt zusammengefasst, dass zumindest manchmal und über alle Studien hinweg durch menschliche Intention biologische Effekte erzeugt werden können. Die Effekte sind über alle Untersuchungen hinweg nicht sonderlich groß, aber deutlich von einer Zufallsschwankung zu unterscheiden.

Nun sollte dieses Ergebnis aber nicht darüber hinwegtäuschen, dass wir es hier mit einem heterogenen Sammelsurium unterschiedlicher experimenteller Modelle zu tun haben. Ein Kriterium wissenschaftlich robuster Daten ist – neben einer Theorie, die die Zusammenhänge verstehbar macht, und eine solche gibt es vorderhand nicht – eine replizierbare Serie von Daten. Wenn wir uns diesem Kriterium zuwenden, dann sieht es anders aus. Das wollen wir an zwei Beispielen demonstrieren, einem aus der Grundlagenforschung und einem aus der klinischen Forschung.

*Serien von Replikationen*

In der Grundlagenforschung hat sich der Zellbiologe Garret Yount vor einigen Jahren darangemacht, in einem extrem gut kontrollierten Setting Meister des Johrei-Heilens zu untersuchen. Johrei ist eine japanische Heilmethode, die davon ausgeht, dass die „kosmische Energie" durch menschliche wohlwollende Intention kanalisiert wird und dann auf andere Systeme – Menschen, Tiere, Pflanzen – übertragen werden kann (ABE, ICHINOMIYA, KANAI & YAMAMOTO 2012). Die Johrei-Methode wird systematisch gelehrt, es gibt Ausbilder und Meister, und daher gibt es auch einen einigermaßen verifizierbaren Kompetenzgrad. Ein Meister des höchsten Kompetenzgrades war der Akteur in den Studien von Yount. Eine weitere Besonderheit dieser Studien war es, dass sog. systematische negative Kontrollen eingeführt worden waren (WALLECZEK, SHIU & HAHN 1999). Dahinter verbirgt sich ein relativ selten angewandtes Kontrollprinzip. Dabei wird nicht einfach eine Leerkontrolle vermessen, wie sonst üblich, sondern neben einer Leerkontrolle wird eine weitere Kontrolle eingebaut, bei der alle Messprozeduren, alle Vorbereitungen, alle Handlungen exakt gleich wie bei der Behandlungsgruppe gehalten werden, außer dass die Behandlung angewandt wird. Damit werden Faktoren wie menschliche Strahlungswärme, Positionseffekte, Bewegungen etc. kontrolliert. Entsprechend komplex und lang dauernd waren auch die Versuche. Das Zellsystem waren Krebszelllinien, die „behandelt" wurden. Das Maß war ein anerkanntes Maß von „cell viability", also der Lebendigkeit der Zellen, das automatisch erfasst werden konnte und also auch Registrierfehler ausschloss und objektiv war. Die Serie umfasste eine Pilotstudie (YOUNT et al. 2004). Diese hatte einen drastischen positiven Effekt. Ich kann mich noch gut an die Präsentation der Studie auf einer Tagung erinnern. Damals war große Euphorie im Saal: Man hatte den Eindruck, endlich sei der Heileffekt wissenschaftlich objektiv fassbar, denn das Einzige, was man nun noch bräuchte, wären eine oder zwei Wiederholungen, ein größerer Datensatz und eine mächtigere Statistik, und alles wäre wissenschaftlich belegt. Nun, es sollte anders kommen. Die Hauptstudie, die erste in einer Serie von zwei Replikationsstudien, zeigte enttäuschenderweise einen wesentlich kleineren, nicht mehr signifikanten Effekt, obwohl alle Prozeduren gleich waren und der Heiler der Gleiche war (RADIN, TAFT & YOUNT 2004). Die dritte Replikationsstudie schließlich war nicht nur nicht signifikant, sondern hatte paradoxerweise ein negatives Ergebnis: Johrei-behandelte Zellen waren deutlich schlechter dran als die Kontrollzellen (TAFT, MOORE, YOUNT 2005).

Ein solcher Befund ist in gewisser Weise typisch für das Feld. Es ist, als wollte uns das experimentelle System sagen: Ja, Effekte gibt es schon, aber, nein, kausaler Natur, nämlich wiederholbar und auf Knopfdruck verfügbar, sind sie nicht.

Auch im klinischen Feld gibt es diesen Befund, den man gut anhand einer Serie von relativ ähnlichen Fernheil- bzw. Ferngebetsstudien demonstrieren kann. Hier war die Heilintervention nicht einfach das Wirken einer Heilin-tention, sondern ein Gebet einer Gruppe, aus der Ferne angewandt, und zwar zunächst ohne Wissen der Behandelten. Die erste Studie, ein Klassiker, der häufig zitiert wird, untersuchte Gebete für Patienten nach einem Herzinfarkt an 398 Patienten (BYRD 1988). Da die Studie sehr viele Parameter erfasst hatte und eigentlich als eine Art Pilotstudie konzipiert war, war kein Hauptzielkrite-rium definiert, und man sah einige hochinteressante Effekte in manchen Para-metern. Verfechter des Gebets konnten die Studie daher als positiv bewerten und Kritiker als wenig überzeugend. Daher wurde bald darauf eine große konfirmatorische Studie geplant und durchgeführt. 990 Herzinfarktpatienten im Krankenhaus erhielten randomisiert ein Gebet durch eine Gruppe, die ohne deren Wissen für sie betete (HARRIS *et al.* 1999). Die Gruppe, für die gebetet wurde, hatte ein signifikantes, um 10 Prozent besseres klinisches Er-gebnis. Das schien den Befund von Byrd zu erhärten. Danach machte sich eine eher kritische Gruppe daran, dieses Ergebnis unter die Lupe zu nehmen. Mit 799 Patienten war sie fast genauso groß, fand aber nur einen sehr kleinen Effekt von 4 Prozent Verbesserung, der nicht mehr signifikant war (AVILES *et al.* 2001). Weil diese Studie vom renommierten Mayo-Klinik-Verbund aus-ging, wurde sie in der Fachöffentlichkeit als zuverlässiger eingestuft. In der Zwischenzeit hatte sich einer der Nestoren der Mind-Body-Medizin, Herbert Benson, darangemacht, mithilfe des NIH eine der größten je in diesem Feld durchgeführten Studien zu organisieren, die sog. STEP-Studie (BENSON *et al.* 2006). In diese Studie wurden 1802 Patienten eingeschlossen, die eigentlich eine Bypassoperation erhalten sollten. Das Besondere an diesem Design war es, dass nicht einfach nur für eine Gruppe gebetet wurde und für die andere nicht, sondern dass die Bedingungen auch noch mit dem Wissen gekreuzt wurden. Das bedeutet, dass eine Gruppe wusste, dass für sie gebetet wurde, die andere war sich nicht sicher, und eine Kontrollgruppe wusste auch nicht, ob für sie gebetet wurde, erhielt aber kein Gebet. Zielkriterium waren Kom-plikationen nach einem Monat. In dieser Studie zeigte sich ein paradoxes Ergebnis: Diejenigen, die wussten, dass für sie gebetet werden würde, hatten ein deutlich schlechteres Ergebnis als alle anderen Patienten, und das Beten selber hatte keinerlei sichtbaren Einfluss (mehr). Das Ergebnis dieser Studie wurde von der Forschergemeinde mit großer Hoffnung erwartet. Umso ent-täuschter waren die Gemüter. Ein relativ ähnliches Ergebnis erbrachte die zeitgleich durchgeführt MANTRA-Studie (KRUCOFF *et al.* 2005). Bei dieser

Studie wurde eine gemischte Intervention aus Musik, Imagination und Therapeutic Touch, also eine Art Kontaktheilung, bei Patienten mit einer Indikation zu einer Herzkatheterisierung durchgeführt, die Kontrollgruppe erhielt diese Intervention nicht. Außerdem wurde für je die Hälfte der Patienten noch gebetet. Nachdem eine Pilotstudie positive Ergebnisse erbracht hatte (KRUCOFF et al. 2001), war die Hoffnung groß. Es zeigte sich in der Hauptstudie jedoch nur ein Effekt der aktiven Intervention durch Musik, Therapeutic Touch und Imagination, nicht jedoch ein Effekt des Gebets.

*Eigene Daten*

Wir selbst führten eine relativ pragmatische dreiarmige Studie durch, bei der Heiler entweder durch Kontakt oder durch Kontakt und ein übergebenes Amulett oder aus der Distanz behandelten; die Patienten der Kontrollgruppe mussten warten (WIESENDANGER, WERTHMÜLLER, REUTER & WALACH 2001). Wir maßen dabei Lebensqualität ganz generisch mithilfe des SF36-Fragebogens, da wir es mit ganz unterschiedlichen 120 Patienten zu tun hatten, deren Gemeinsamkeit es war, dass sie von ihren Ärzten als schulmedizinisch „austherapiert" bezeichnet worden waren, was ja bekanntlich eine sehr vage Beschreibung ist. Wir sahen damals große und signifikante Effektstärken für die Gruppen, die behandelt wurden, gegenüber der Wartegruppe und konnten auch eine lineare Zunahme des Effektes mit dem Kontakt, also mit der Erwartung der Patienten beobachten. Das legte nahe, die Frage zu stellen, ob der Fernheileffekt ein Effekt ist, der auch ohne Wissen der Patienten auftritt.

Wir verfolgten diese Fragestellung in der EUHEALS-Studie, bei der 409 Patienten mit chronischem Müdigkeitssyndrom durch Fernheilung behandelt wurden (WALACH et al. 2008). Die Patienten hatten keinerlei Kontakt mit ihren Heilern und umgekehrt. Außerdem sahen wir vor, dass jeder Patient von drei Heilern parallel behandelt werden sollte, sodass auch bei Ausfall von Heilbehandlungen von einer kontinuierlichen Behandlung auszugehen war. Die Patienten in der Kontrollgruppe mussten sechs Monate auf die Behandlung warten. Außerdem wurde jede Gruppe nochmals geteilt, und eine Hälfte erhielt die Information über die Gruppenzuteilung – also ob sie behandelt wurde oder warten musste –, und die andere Hälfte war verblindet und wusste daher nicht, ob sie behandelt wurde oder warten musste. In dieser Studie zeigte sich kein spezifischer Effekt der Fernbehandlung. Zwar zeigte sich post hoc eine Effektgröße von $d = 0.3$ bei allen Gruppen, die entweder behandelt wurden oder es nicht genau wussten, gegenüber der echten Kontrolle, also der Gruppe, die warten musste und es wusste. Aber da diese Analyse post hoc war, kann man sie nicht als einen Beleg der Wirksamkeit postulieren. Wir fragten außerdem alle Patienten nach einem Jahr, also nachdem auch die Patienten der Kontrollgruppe die Behandlung erhalten hatten, was sie glaubten, in welcher Gruppe sie gewesen seien, und erhoben nochmals die Outcome-Maße. Interessanterweise zeigte sich, dass diejenigen, die meinten, behandelt worden zu sein, völlig unabhängig davon, ob das zugetroffen hatte oder nicht, einen großen Behandlungseffekt erlebt hatten, nämlich manchmal bis zu einer Standardabweichung im Vergleich zum Wert vor der Behandlung. Pointiert gesagt, könnte man also ausdrücken: Der Glaube hat die Menschen gesund gemacht.

Bei manchen war es wirklich eine Gesundung. Knapp 4 Prozent der Patienten waren im Rahmen dieser Studie wirklich klinisch gesund geworden, also in beiden Bereichen der Lebensqualität, physisch und psychisch, um mehr als zehn Punkte verbessert. Einige waren symptomfrei geworden, und wir erhielten enthusiastische Briefe. Wir wollten daher genauer wissen, was da geschehen war. Wir führten also eine Interviewstudie durch. Der Interviewer war mit der Studie und den Patienten in keiner Weise vertraut und sollte daher auch einen unverstellten Blick haben (GÜTHLIN, ANTON, KRUSE & WALACH 2012). Bei den Patienten, die wir interviewten, verstanden wir, dass sie die Behandlungsschablone „Fernheilung" dafür benutzten, Veränderungsschritte in ihrem Leben einzuführen, für die sie vielleicht sonst nicht den Mut oder den Vorwand gehabt hätten. Insofern könnte eine psychologische Interpretation des Befundes unserer Studie lauten: Wer glaubte, behandelt worden zu sein, und daher den Glauben an die mögliche Wirksamkeit aktivierte, hatte damit auch die Chance, aus bekannten Lebensmustern auszusteigen, sei das eine Veränderung in Familie und Partnerschaft oder im Beruf. Die Patienten attribuierten in der Tat die Wirkung und Wirksamkeit der Behandlung auf den Fernheiler, zumindest in manchen Fällen. Aber in vielen Fällen waren sie selbst es, die durch Veränderungen in ihrem Lebensumfeld, durch ihren „Glauben" also, Heilung einleiteten.

Das erinnert an die alte klassische Studie von Rehder (REHDER 1955). Dieser hatte im Robert-Bosch-Krankenhaus drei schwer kranke Patientinnen mit Literatur über einen damals sehr berühmten Heiler versorgt und ihnen gesagt, der Heiler werde sie zu einem bestimmten Zeitpunkt behandeln. Gleichzeitig hatte er den Heiler gebeten, eine Fernbehandlung – zu einem anderen, den Patientinnen unbekannten Zeitpunkt – vorzunehmen. Während der Heiler ohne Wissen der Patientinnen behandelte, geschah nichts. Als die Patientinnen jedoch glaubten, behandelt zu werden, erlebten sie drastische Verbesserungen; eine wurde sogar entlassen.

Dieser Befund zeigt: Offenbar ist das Zentrale das Wissen der Patienten um die Behandlung. Sie erlaubt, psychlogisch gesehen, Umstrukturierungen und Rekonzeptualisierung des eigenen Lebens, der eigenen Person und führt damit, systemisch gesprochen, zu einer Destabilisierung des Krankheitssystems, sodass Gesundheit zumindest wieder eine Möglichkeit wird (HYLAND 2011).

Etwas unhöflich und auch wenig hilfreich, verwendet die Mainstreamdiskussion immer wieder den Begriff „Placebo", um derlei Effekte zu beschreiben. Damit ist aber wenig gesagt, außer dass es sich um psychologisch vermittelte Effekte der Selbstheilung handelt. Freundlicher und vielleicht auch sachlich präziser wäre es, von Effekten der Selbstheilung zu sprechen (WALACH

2018), die durch eine Behandlung ausgelöst werden, in diesem Falle durch die Fernbehandlung. Diese ist vielleicht sogar in dem Sinne ideal, als sie eine perfekte Projektionsfläche für einen möglichen Idealzustand bietet, ohne dass irgendeine erkennbare kausale Intervention stattfindet. Insofern dürften solche Effekte der Selbstheilung – durch eine Linderung der Angst, durch Entspannung, durch Neuentwurf des eigenen Lebens und durch die Aktivierung von Glauben und Hoffnung – eine wichtige Komponente aller Formen von Geistheilung darstellen.

Die Frage, die sich allerdings stellt, ist die nach spezifischen Effekten menschlicher Intention und wie man sich deren Vermittlung vorstellen muss.

## Ein nichtlokales Modell der Geistheilung

Wir haben oben gesehen, ein lokales, durch kausale Signale vermitteltes Modell der Geistheilung ist eine unwahrscheinliche Option. Zum einen ist es kaum vorstellbar, wie im momentanen Rahmen der Physik solche Signale aussehen sollten. Zum anderen sind die kürzlichen Versuche, ein solches „biofield" dingfest zu machen, gescheitert. Zum Dritten haben die oben referierten Serien von Versuchen, die eigentlich dazu angetan hätten sein müssen, ein „Heilsignal" einzufangen, kein Signal registrieren können. Man könnte darum eigentlich zur Tagesordnung übergehen, wie so viele, die Beobachtungen als „Placeboeffekte", also als psychologische Effekte der Erwartung und der Selbstheilung, abtun und die Akte schließen. Dem steht jedoch, wie mir scheint, die Befundlage der Metaanalysen, Fallstudien und anderen Studien entgegen, die immer wieder demonstrieren, dass solche Effekte auch unter gut kontrollierten Bedingungen vorkommen, auch wenn sie nicht in Replikationen als kausale Effekte dingfest zu machen sind.

Daher scheint es mir nötig zu sein, ein Modell zu finden, das diesen doppelten Befund adäquat erklären könnte. Das von uns entwickelte Modell einer generalisierten Verschränkung trägt diesem Sachverhalt Rechnung (ATMANSPACHER, FILK & RÖMER 2006; ATMANSPACHER, RÖMER & WALACH 2002; FILK & RÖMER 2011; WALACH, HYLAND, HINTERBERGER & VON STILLFRIED 2006; WALACH & VON STILLFRIED 2011a, 2011b; WALACH, VON STILLFRIED & RÖMER 2009). Ich entwickle es hier nicht in Gänze, sondern verweise auf die Originalbeiträge und kürze ab.

Das Modell geht von einer Generalisierung der Quantentheorie aus, die wir auf alle möglichen Systeme anwenden. Wichtig ist zu betonen: Es handelt sich dabei nicht um eine physikalische Betrachtung, also nicht um die Anwendung der Quantenphysik, sondern der Theorie, die man als eine generalisierte Theorie auch auf andere Systeme anwenden kann. Immer dann, wenn wir es mit Systemen zu tun haben, bei denen die Messung den gemessenen Gegenstand verändert, müssen wir im Prinzip einen Quantenformalismus anwenden. Denn klassische Theorien gelten nur für Systeme, bei denen die Messung keinen Unterschied ausmacht. Eine einfache Überlegung zeigt uns, dass große Bereiche der Psychologie, vielleicht auch der Medizin zu dieser Kategorie gehören. Denn das Bewusstsein ist ein System, dessen Zustand sich verändert, sobald wir es versuchen „fest"-zustellen, zu messen. Das bedeutet, dass ein Quantenformalismus anzuwenden ist. Das tun wir mit der generalisierten Quantentheorie. Diese sagt jedoch voraus, dass ein System, das dieser Formaldefinition folgt, auch generalisierte nichtlokale Verschränkungen enthalten wird oder akausale, korrelative Zusammenhänge, und zwar dann, wenn

a)  das System von der Umgebung abgrenzbar ist; diese Konstitution kann z. B. durch ein Ritual geschehen;

b)  wenn das System Teilsysteme enthält, die zwar durch die gemeinsame Grenze verbunden, aber dennoch als selbstständige Teilsysteme erkennbar sind; und

c)  wenn die Beschreibung des Gesamtsystems und der Teilsysteme durch inkompatible oder komplementäre Observablen geschieht.

Inkompatibilität heißt in diesem Zusammenhang: Zwei Beschreibungen sind miteinander inkompatibel oder komplementär, aber dennoch gleichzeitig anwendbar, um das System zu verstehen.

Die Bedingung a) wird realisiert, indem der Heiler z. B. durch ein aktuelles oder mentales Ritual eine Systemgrenze zieht. Bedingung b) ist gegeben, weil wir es mit zwei einzelnen Personen, Heiler und Patient, zu tun haben. Bedingung c) ist ebenfalls konstitutiv. Denn das Gesamtsystem ist beschreibbar durch eine Verbundenheit beider, und die Einzelpersonen sind durch Individualität oder Separiertheit beschreibbar. Wir haben also die Inkompatibilität oder Komplementarität von Gemeinschaft und Separiertheit oder Verbundenheit und Individualität als Beschreibungen des Gesamtsystems und der Einzelelemente. Damit erwarten wir eine generalisierte Verschränkung oder eine nichtlokale Korrelation zwischen beiden Personen. Der entscheidende Schritt dürfte nun die aktive Kultivierung eines erwünschten Zustandes im Bewusstsein des Heilers sein, die dieser für den Patienten wünscht. Tut er dies, so wäre es denkbar, dass der intendierte Zustand im Bewusstseinsraum, im Inneren oder im System des Patienten Gestalt annimmt. Sehr konkret: Wir reden also von einer generalisierten Teleportation eines erwünschten Zustandes in direkter Analogie zu einer Quantenteleportation, die ja experimentell schon mehrfach belegt wurde (BENNETT *et al.* 1993; OLMSCHENK *et al.* 2009). Nur dass hier keine physikalischen Systeme oder Informationsbits transportiert werden, sondern, wenn man so will, psychische Information.

Dieses theoretische Modell ist zugegebenermaßen abenteuerlich, aber in strikter Ableitung eines aus einer physikalischen Theorie abgeleiteten Formalismus und damit in sich konsistent und widerspruchsfrei. Ob die Vorhersagen empirisch tatsächlich stimmen, ob es also so etwas wie generalisierte Verschränkungskorrelationen gibt, muss der weiteren Forschung vorbehalten bleiben. Unter der Voraussetzung, dass dies eine vernünftige Erwartung ist, lässt sich jedoch dieses Modell verwenden, um verstehbar zu machen, wie solche nichtlokalen Effekte wie Fernheileffekte entstehen könnten. Man kann das Modell auch verwenden, um Übertragungseffekte in Psychotherapien und anderen engen Beziehungen zu verstehen und zu rekonstruieren (WALACH 2007). Der hier beschriebene Effekt ist schlicht die Umkehrung dessen, was bei einer Übertragung geschieht. Man kann das Modell verwenden, um andere ritualisierte Prozesse zu verstehen (WALACH & RÖMER 2016). Man kann es auch verwenden, um ganz handfeste Effekte wie Positionseffekte in Fragebögen (ATMANSPACHER & RÖMER 2012) oder Zeitparameter in visuellen Kippexperimenten zu modellieren (ATMANSPACHER, BACH, FILK, KORNMEIER & RÖMER 2008; ATMANSPACHER, FILK & RÖMER 2004). Das zeigt, dass das theoretische Modell durchaus seinen Platz in der Anwendung finden kann.

Ich habe hier eine weitere Anwendung skizziert, die den Vorteil hat, dass sie sowohl das Zustandekommen dieser Effekte als auch die Tatsache verstehbar macht, warum sie sich nicht experimentell abbilden lassen. Denn das Experiment ist im Prinzip ein Kausaldetektor. Es ist dazu da, kausale lokale Effekte zu finden und zu dokumentieren. Wenn es nun aber keine solchen Effekte sind, die am Werk sind, dann sind sie mit Experimenten auch nur begrenzt dokumentierbar. So wie hier: Sie zeigen sich manchmal, vor allem in allerersten Experimenten, sind aber nicht kausal stabil. Das liegt am sog. No-Signal-Transmission-Theorem (LUCADOU, RÖMER & WALACH 2007). Dieses Theorem besagt, dass Verschränkungskorrelationen nicht zur direkten Signalübertragung verwendbar sind. Denn wären sie es, wäre die spezielle Relativitätstheorie verletzt, der Zeitpfeil wäre brüchig geworden, wir könnten in die Vergangenheit kommunizieren und die Zukunft ändern, weil wir schneller als Licht kommunizieren könnten. Dies würde zu Zeitparadoxien führen dergestalt, dass ich zum Beispiel in der Vergangenheit den Mord an meiner Großmutter in Auftrag geben könnte, was wiederum dazu führen würde, dass ich diesen Auftrag nicht geben könnte (FITZGERALD 1971). Das scheint von der Natur verboten zu sein. Für die Quantentheorie lässt sich strikt beweisen, dass dies so ist. Für die generalisierte Version nehmen wir es als Theorem an. Weil ein Experiment nun aber im Prinzip ein Kausaldestillator ist und dazu führen würde, dass man die einmal erworbene Information in einem Nachfolgeexperiment nutzen könnte, um ein Signal zu codieren, müsste das Nachfolgeexperiment andere als die erwarteten Resultate erzeugen, und genau das ist es, was wir beobachten.

Das bedeutet nicht, dass solche Korrelationen nicht lebensweltlich nutzbar und nützlich sind. Intentionseffekte werden von Heilern und anderen benutzt, und sie funktionieren, solange man sie nicht kausal missversteht und verwenden will. Homöopathie, um ein anderes Beispiel zu verwenden, folgt meiner Vermutung nach auch solchen Prinzipien und nutzt generalisierte Verschränkungseffekte (WALACH 2003). In der Praxis funktioniert sie in etwa 70 Prozent der Fälle klinisch sehr gut. Will man sie jedoch in Experimenten wiederholt beweisen, hat man seine liebe Not. Das NT-Axiom schlägt zu, und die experimentelle Situation wird umso verworrener, je mehr Experimente man macht.

Vielleicht ist dies auch ein impliziter Selbstschutz der Natur vor kausalem Missbrauch, vielleicht ist es einfach eine Rahmenbedingung, die wir beachten müssen. Vermutlich spielen solche Effekte auch überall eine Rolle und mischen sich mit klassischen psychologischen und pharmakologischen Effekten. Im Bereich der Forschung des geistigen Heilens treten sie deshalb zutage, weil hier keinerlei physikalisch-kausale oder nur wenig psychologische Effekte am Werk sind, vor allem wenn wir es mit verblindeten Systemen zu tun haben.

Falls meine Analysen und Hypothesen stimmen, dann hätten wir einen klaren, direkten Pfad der Therapie vor uns, der in allen Kulturen, zu allen Zeiten und in allen Methoden immer bekannt war: die Bedeutung und der Einfluss der – wohlwollenden – menschlichen Intention als wichtigem Heilfaktor. Unsere moderne technisierte Medizin ist die einzige Heilmethode, die diese Komponente vernachlässigt, sehr zu unserem Nachteil, wie ich finde. Der Weg der nichtlokalen Verbundenheit über den „Nexus aller Wesen", um mit Schopenhauer zu sprechen, ist immerhin der direkteste Weg.

## Danksagung

Meine Überlegungen zu nichtlokalen Effekten und der Generalisierung der Quantentheorie verdanken sich vor allem den grundlegenden Einsichten von Walter von Lucadou und den Formalisierungen und Erläuterungen von Hartmann Römer, vielen Nachhilfestunden und gemeinsamen Diskussionen, die ich mit ihm hatte, und den tief schürfenden Analysen, die Nikolaus von Stillfried in seiner Promotionsarbeit durchgeführt hat. Die Studie zur Fernheilung wurde aus dem EU-Projekt EUHEALS gefördert mit Mitteln der Europäischen Kommission im 5. Rahmenprogramm.

## Literatur

ABE K., ICHINOMIYA R., KANAI T., YAMAMOTO K. 2012. Effect of a Japanese energy healing method known as Johrei on viability and proliferation of cultured cancer cells. *Journal of Alternative & Complementary Medicine* 18: 221–228.

ATMANSPACHER H., BACH M., FILK T., KORNMEIER J., RÖMER H. 2008. Cognitive time scales in a Necker-Zeno-model for bistable perception. *The Open Cybernetics and Systems Journal* 2: 234–251.

ATMANSPACHER H., FILK T., RÖMER H. 2004. Quantum Zeno features of bistable perception. *Biological Cybernetics* 90: 33–40.

ATMANSPACHER H., FILK T., RÖMER H. 2006. Weak Quantum Theory: Formal Framework and Selected Applications. In KHRENNIKOV A. (Ed.) *Quantum Theory: Reconsiderations of Foundations – American Institute of Physics, Conference Proceedings*. New York, USA: Melville.

ATMANSPACHER H., RÖMER H. 2012. Order effects in sequential measurements of non-commuting psychological observables. *Journal of Mathematical Psychology* 56: 274–280.

ATMANSPACHER H., RÖMER H., WALACH H. 2002. Weak quantum theory: Complementarity and entanglement in physics and beyond. *Foundations of Physics* 32: 379–406.

AVILES J. M., WHELAN E., HERNKE D. A., WILLIAMS B. A., KENNY K. E., O'FALLON W. M., et al. 2001. Intercessory prayer and cardiovascular disease progression in a coronary care unit population: a randomized controlled trial. *Mayo Clinics Proceedings, 76*, 1192–1198.

BENNETT C. H., BRASSARD G., CRÉPEAU C., JOZSA R., PERES A., WOOTTERS W. K. 1993. Teleporting an unknown quantum state via dual classical and Einstein-Podolsky-Rosen channels. *Physical Review Letters, 70*, 1895–1899.

BENOR D. J. (1992). *Healing Research. Holistic Energy Medicine and Spirituality. Vol 1: Research in Healing.* München: Helix.

BENSON H., DUSEK J. A., SHERWOOD J. B., LAM P., BETHEA C. F., CARPENTER W., et al. 2006. Study of the Therapeutic Effects of Intercessory Prayer (STEP) in cardiac bypass patients: A multicenter randomized trial of uncertainty and certainty of receiving intercessory prayer. *American Heart Journal, 151*, 934–942.

BYRD R. C. (1988). Positive therapeutic effects of intercessory prayer in a coronary care unit population. *Southern Medical Journal, 81*, 826–829.

COLLOCA L., BENEDETTI F. 2005. Placebos and painkillers: is mind as real as matter? *Nature Reviews Neuroscience, 6*, 545–552.

COLLOCA L., FLATEN M. A., MEISSNER K. (Eds.). (2013). *Placebo and Pain: From Bench to Bedside.* Amsterdam: Elsevier-Academic Press.

CUSHING J. T. (1989). A background essay. In CUSHING J. T., MCMULLIN E. (Ed). *Philosophical Consequences of Quantum Theory: Reflections on Bell's Theorem* (pp. 1–24). Notre Dame, IN: University of Notre Dame Press.

FILK T., RÖMER H. 2011. Generalized Quantum Theory: Overview and latest developments. *Axiomathes, 21*, 211–220.

FITZGERALD P. 1971. Tachyons, backwards causation and freedom. *Boston Studies in the Philosophy of Science, 8*, 415–436.

FRANK J. D. 1981. *Die Heiler: Wirkungsweisen psychotherapeutischer Beeinflussung; vom Schamanismus bis zu den modernen Therapien.* Stuttgart: Klett-Cotta.

GÜTHLIN C., ANTON A., KRUSE J., WALACH H. 2012. Subjective concepts of chronically ill patients using distant healing. *Qualitative Health Research, 22*, 320–331.

HARRIS W. S., GOWDA M., KOLB J. W., STRYCHACZ C. P., VACEK J. L., JONES P. G., et al. 1999. A randomized, controlled trial of the effects of remote, intercessory prayer on outcomes in patients admitted to the coronary care unit. *Archives of Internal Medicine, 159*, 2273–2278.

HYLAND M. E. 2011. *The Origins of Health and Disease.* Cambridge: Cambridge University Press.

KRUCOFF M. W., CRATER S. W., GALLUP D., BLANKENSHIP J. C., CUFFE M., GUAMERI M., et al. 2005. Music, imagery, touch, and prayer as adjuncts to interventional cardiac care: the Monitoring and Actualisation of Noetic Trainings (MANTRA) II randomised study. *Lancet, 366*, 211–217.

KRUCOFF M. W., CRATER S. W., GREEN C. L., MAAS A. C., SESKEVICH J. E., LANE J. D., et al. 2001. Integrative noetic therapies as adjuncts to percutaneous intervention during unstable coronary syndromes: Monitoring and Actualization of Noetic Training (MANTRA) feasibility study. *American Heart Journal, 142*, 760–767.

LUCADOU W. von, RÖMER H., WALACH H. 2007. Synchronistic Phenomena as Entanglement Correlations in Generalized Quantum Theory. *Journal of Consciousness Studies, 14*(4), 50–74.

MEISSNER K., KOHLS N., COLLOCA L. (Ed) 2011. *Placebo effects in medicine: mechanisms and clinical implications* (Vol. 366). London: Royal Society.

OLMSCHENK S., MATSUKEVICH D. N., MAUNZ P., HAYES D., DUAN L.-M., MONROE C. 2009. Quantum teleportation between distant matter qubits. *Science, 323*, 486–489.

RADIN D., TAFT R., YOUNT G. 2004. Effects of healing intention on cultured cells and truly random events. *Journal of Alternative and Complementary Medicine, 10*, 103–112.

REHDER H. 1955. Wunderheilungen, ein Experiment. *Hippokrates, 26*, 577–580.

REICHENBACH H. 1957. *The Philosophy of Space and Time.* New York: Dover.

ROE C. A., SONNEX C., ROXBURGH E. C. 2015. Two meta-analyses of noncontact healing studies. *Explore. The Journal of Science and Healing, 11*, 11–23.

SCHMIDT S., WALACH H. 2016. Making sense in the medical system: Placebo, biosemiotics, and the pseudomachine. In F. Goli (Ed.), *Biosemiotic Medicine* (pp. 195–215). Cham: Springer.

SCHOPENHAUER A. 1968. Versuch über das Geistersehen. In LÖHNEYSEN W. von (Ed). *Parerga und Paralipomena. Kleine philosophische Schriften Bd. 1* (Vol. 4, pp. 273–372). Darmstadt: Wissenschaftliche Buchgesellschaft.

TAFT R., MOORE D., YOUNT G. 2005. Time-lapse analysis of potential cellular responsiveness to Johrei, a Japanese healing technique. *BMC Complementary and Alternative Medicine, 5*(1), 2.

WALACH H. 2003. Entanglement model of homeopathy as an example of generalizsed entanglement predicted by Weak Quantum Theory. *Forschende Komplementärmedizin und Klassische Naturheilkunde, 10*, 192–200.

WALACH H. 2007. Generalisierte Verschränkung – Ein theoretisches Modell zum Verständnis von Übertragungsphänomenen. *Zeitschrift für Psychotraumatologie, Psychotherapiewissenschaft, Psychologische Medizin, 5*, 9–23.

WALACH H. 2015. Reconstructing the meaning effect – The capacity to self-heal emerges from the placebo concept. *Tidsskrift for Forskning i Sygdom og Samfund, 23*, 111–139.

WALACH H. 2018. *Heilung kommt von innen: Verantwortung und Selbstheilung – ein neues Denkmodell für die Medizin.* München: Droemer Knaur.

WALACH H., BÖSCH H., LEWITH G., NAUMANN J., SCHWARZER B., HARALDSSON E., *et al.* 2008. Efficacy of distant healing in patients with chronic fatigue syndrome: A randomised controlled partially blinded trial (EUHEALS) *Psychotherapy and Psychosomatics, 77*, 158–166.

WALACH H., BREITKREUTZ F. 2018. Placebo und Placeboeffekte. In WALACH H., MICHAEL S., SCHLETT S. (Ed). *Das große Komplementärhandbuch für Apotheker und Ärzte* (pp. 356–374). Stuttgart: Wissenschaftliche Verlagsgesellschaft.

WALACH H., HYLAND M. E., HINTERBERGER T., STILLFRIED N. von 2006. Generalised Entanglement: Its relevance to CAM and latest experimental findings (Abstract). *Integrative Medicine, 5*(3), 52–53.

WALACH H., RÖMER H. 2016. Generalisierte Nichtlokalität – Ein neues Denkmodell zum Verständnis von „Fernwirkung" durch sakrale und säkulare Rituale. *Theologie und Glaube, 106*, 316–335.

WALACH H., STILLFRIED N. von. 2011a. Generalised Quantum Theory – Basic idea and general intuition: A background story and overview. *Axiomathes, 21*, 185–209.

WALACH H., STILLFRIED N. von. 2011b. Generalizing Quantum Theory – Approaches and Applications. *Axiomathes 21 (2)* (Special Issue), 185–371.

WALACH H. STILLFRIED N. von, RÖMER H. 2009. Preestablished harmony revisited: Generalised Entanglement is a modern version of preestablished harmony. *E-Logos: Electronic Journal for Philosophy, 7*.

WALLECZEK J., SHIU E. C., HAHN G. M. 1999. Increase in raditiation-induced HPRT gene mutation frequency after nonthermal exposure to nonionizing 60 Hz electromagnetic fields. *Radiation Research, 151*, 489–497.

WIESENDANGER H., WERTHMÜLLER L., REUTER K., WALACH H. 2001. Chronically ill patients treated by spiritual healing improve in quality of life: Results of a randomized waiting-list controlled study. *Journal of Alternative and Complementary Medicine, 7*, 45–51.

YOUNT G., SMITH S., AVANOZIAN V., WEST J., MOORE D., FREINKEL A. 2004. Biofield perception: A series of pilot studies with cultured human cells. *Journal of Alternative and Complementary Medicine, 10*, 463–467.

# Spiritualität in der Psychotherapie.
# Wissenschaftliche und berufspolitische Kontroversen

*Michael Utsch*

## Der gesellschaftliche Stellenwert von Religion und Spiritualität

In den letzten Jahrzehnten hat sich die gesellschaftliche Bedeutung der Religion massiv gewandelt. In Westdeutschland gehörten im Jahr 1951 noch 96 Prozent der Bevölkerung einer christlichen Konfession an. Nach der Wiedervereinigung veränderte sich die konfessionelle Struktur der Bundesrepublik Deutschland beträchtlich. Die Flüchtlingswelle der letzten Jahre hat zu einer weiteren Pluralisierung der Weltanschauungen und kulturell-religiösen Praktiken beigetragen. Zunehmend ist ein Patchworkglaube vorzufinden, in dem verschiedene religiös-spirituelle Überzeugungen miteinander verwoben sind. Diese Mixtur wird permanent erweitert und verändert – den „spirituellen Wanderer" zeichnet seine „fluide Religiosität" aus (LÜDDECKENS, WALTHERT 2010). Dieser unübersichtlichen Vielfalt entspricht der vage und in Mode gekommene Begriff „Spiritualität". „Spirituell, aber nicht religiös" ist eine immer häufiger anzutreffende Selbsteinschätzung, auch hierzulande.

Unübersehbar nimmt traditionelle Religiosität ab, und die Mitgliederzahlen der Kirchen sinken. Trotzdem ist die Suche nach Sinn unübersehbar, was die florierenden Märkte spiritueller Gesundheitsangebote belegen (KLINKHAMMER, TOLKSDORF 2015). Die Säkularisierungsthese hatte vorhergesagt, dass Religion in modernen Gesellschaften langfristig verschwinden werde. Angesichts einer anhaltend intensiven Suche nach persönlicher Spiritualität wird demgegenüber heute stärker der religionssoziologischen Individualisierungsthese zugestimmt. Gesellschaftliche Trends der Individualisierung und Pluralisierung haben dazu geführt, dass einstmals (institutionelle) Religiosität sich heute eher in Formen (individueller) Spiritualität zeigt (KNOBLAUCH 2009).

In Westeuropa fühlt sich nur noch eine Minderheit einer höheren Macht verbunden und verpflichtet, die sie durch religiöse oder spirituelle Praktiken und Rituale verehren (TRAUNMÜLLER 2014). Weltweit ist das eher die Ausnahme – global gesehen, wachsen die Religionsgemeinschaften. Dennoch schätzen sich noch 19 Prozent der deutschen Bevölkerung als tiefreligiös ein. Dieser Anteil wird vermutlich weiter wachsen, weil auch die überwiegende Mehrheit der Menschen mit Migrationshintergrund religiös geprägt ist. Für viele Asylbewerber bedeutet ihre Religion eine wichtige Unterstützung dabei, sich fern der Heimat der ungewohnten Umwelt anzunähern. Sie dient als Identifikationsanker und kann somit auch als wichtige Ressource gesehen werden.

Für die Weltgesundheitsorganisation (WHO 1998) ist jeder Mensch spirituell, weil er sich spätestens angesichts des Todes existenziellen Fragen stellen muss. Das Konzept Spiritualität dient als anthropologische Kategorie, um die existenzielle Lebenshaltung, insbesondere in Grenzsituationen, zu beschreiben. Spiritualität kann als die Bezogenheit auf ein größeres Ganzes definiert werden, entweder religiös („Gott"), spirituell („Energie") oder säkular („Natur"). In seinem religionspsychologischen Klassiker über die Vielfalt religiöser Erfahrung hat William James (1902/2014) schon um die Jahrhundertwende ähnliche Beobachtungen formuliert. Meistens steht dabei die Frage nach dem Sinn im Hintergrund. Der höchst subjektive Prozess der Sinngebung erfordert dabei von den Therapeut_Innen ein hohes Maß an Einfühlungsvermögen und die Fähigkeit, sich auf ein (womöglich) fremdes Weltbild einzulassen (Lersner 2016).

Anfang des 20. Jahrhunderts hatte Sigmund Freud (1907/1941) religiöse Erfahrungen als Zwangsneurose gedeutet und damit den Grundstein für Vorurteile für Generationen von Psychotherapeuten gelegt. Noch vor 38 Jahren hatte Albert Ellis (1980) pauschal alle religiösen Menschen als psychisch krank klassifiziert. Gegen Ende seines Lebens beurteilte er das differenzierter (Ellis 2000). Vor allem durch die empirische Datenlage wird die religiös-spirituelle Dimension in der Psychotherapie heute anders eingeschätzt. Aktuelle Veröffentlichungen weisen auf einen „spiritual turn" hin – Religiosität und Spiritualität werden heute aufmerksamer in ihren positiven und negativen Wirkungen wahrgenommen (Mönter, Heinz, Utsch 2019, Cyrulnik 2018, Utsch, Bonelli, Pfeifer 2018, Juckel, Hoffmann, Walach 2018, Frick, Stotz-Ingenlath, Ohls, Utsch 2018, Hofmann, Heise 2017, Zwingmann, Klein, Jeserich 2017, Baatz 2017).

In der deutschsprachigen Psychotherapie wird dieses Thema erst seit Kurzem intensiver diskutiert. Petzold, Sieper u. Orth (2010) wenden sich vehement gegen eine Einbeziehung spiritueller Interventionen, weil die möglichen Risiken eines ideologischen Machtmissbrauchs zu hoch seien. „Spiritualität ist keine Sache wissenschaftlicher Psychotherapie, sondern des persönlichen Glaubens." Mit der Privatangelegenheit der Religion begründen sie ihr Plädoyer für einen Ausschluss dieser Themen. Sie erinnern, dass Psychotherapie als rechtlich geregelte Dienstleistung des öffentlichen Gesundheitswesens unter dem Gebot der weltanschaulich-religiösen Neutralität stehe. Das moderne Wissenschaftsverständnis beruhe auf einem materialistischen Weltbild, das auf der kategorialen Trennung von Wissenschaft und Glaube gründe. Deshalb sei für eine wissenschaftlich begründete Heilkunde „prinzipiell" nur eine materialistisch-monistische Position vertretbar.

Allerdings kennen auch Atheisten ein „unglaubliches Bedürfnis zu glauben" (Kristeva 2014). In vielen Menschen – „auch bei solchen, die keiner Kirche und Konfession angehören – gibt es offenbar ein tief verwurzeltes Gefühl, dass die sichtbare (,objektive') raumzeitliche Wirklichkeit nicht die einzige ist" (Boessmann, Remmers 2016: 350). Darüber hinaus ist zu berücksichtigen, dass bei gemeinsamen Glaubensüberzeugungen von Therapeut und Klient ein religiöses oder spirituelles Ritual Ressourcen aktivieren kann, die durch herkömmliche Methoden nicht erreicht werden können (Brentrup, Kupitz 2015).

Ein psychotherapeutischer Prozess berührt häufig existenzielle Sinn- und Wertefragen. Damit kommen der persönliche Glaube und die Weltanschauung ins Spiel: Wie will ich leben, sterben, meine Kinder erziehen? Sowohl Klienten als auch Therapeuten befinden sich bei der Beantwortung solcher Fragen in einer verwirrenden Situation, in der biografische Prägungen, institutionelle Systeme, Familiensysteme und persönlicher Glaube miteinander verquickt sind (BAATZ 2017). Wenn eine Lebenskrise das gesamte Selbst- und Weltbild des Patienten infrage stellt und ein neues Orientierungs- und Wertesystem nötig wird, kommen häufiger seelische Störungen zum Vorschein. Deshalb ist der psychiatrische Krankheitsschlüssel mit dem Erscheinen von DSM-4 im Jahr 1994 um die Diagnose „religiöses oder spirituelles Problem" (V 62.89) ergänzt worden. Diese Kategorie soll verwendet werden, wenn im Vordergrund der klinischen Aufmerksamkeit ein religiöses oder spirituelles Problem steht. Dazu zählen belastende Erfahrungen, die den Verlust oder die Kritik von Glaubensvorstellungen nach sich ziehen, Probleme im Zusammenhang mit der Konversion zu einem anderen Glauben oder das Infragestellen spiritueller Werte, auch unabhängig von einer organisierten Kirche oder religiösen Institution. Auch in Deutschland wird das Konzept der spirituellen Krise mittlerweile genauer in den Blick genommen (HOFMANN, HEISE 2017, UTSCH 2018).

## Kultursensible Behandlungen

Die WHO möchte die seelische Gesundheit, das Wohlbefinden und die Lebensqualität fördern und schützen. Sinn wird immer innerhalb von kulturellen Prägungen und Kontexten gefunden. Die WHO versteht Kultur als ein offenes, dynamisches System von Praktiken, Rollen und Wissen, das die Sprache, Religion, Spiritualität, Familienstrukturen, Lebenszyklen, familiäre Rituale und Gebräuche genauso wie moralische und legale Systeme versteht. Anders als der Diagnoseschlüssel ICD-10 enthält das DSM-5 auch das halb strukturierte Interview CFI (Cultural Formulation Interview), in dem kultur- und religionssensibel die Dimensionen von Sinn und Werten mit einbezogen werden (ASSION, GRAEF-CALLIES 2017).

Durch die gesellschaftlichen Veränderungen der letzten Jahre hat eine kultursensible Vorgehensweise in der Therapie weltweit an Bedeutung gewonnen. Zwei deutsche Psychotherapeuten argumentieren, dass die Abstinenzverpflichtung in der Psychotherapie dem Ziel diene, den Patienten Freiräume zu verschaffen, damit sie ohne Rücksicht auf die persönliche Einstellung des Therapeuten die eigenen Lebensprobleme darstellen können. Dabei erfahre das Abstinenzgebot bei tiefreligiösen Patienten eine Uminterpretation: „Gerade bei sehr religiösen Patienten kann ein Abrücken von der Abstinenz bzgl. des Themas ‚Religiosität' beziehungsförderlich sein" (RICHARD, FREUND 2012: 206). Geläufige Vorurteile gegenüber Psychotherapeuten, die jeglichen Glauben „wegtherapieren" würden, müssten richtiggestellt werden, damit ein

Patient freimütig sein Erleben darstellen könne. Die Einbeziehung kultureller, also auch religiöser Ressourcen in eine Behandlung ist insbesondere bei
muslimischen Migranten von hoher Relevanz (KIZILHAN 2015). Dafür ist ein
offener Umgang mit religiösen und spirituellen Themen in der Psychotherapie nötig.

Die aufmerksame Beachtung religiöser und spiritueller Hintergründe,
Bedürfnisse und Erwartungen des Patienten entbindet den Behandler aber
nicht von der Wahrung seiner berufsethischen Verpflichtungen. Im aktuellen
Ethikkodex der APA (2010) verpflichten sich die Psychologen, dass sie die
kulturellen Besonderheiten eines jeden Menschen respektieren. Ausdrücklich
werden das Alter, das Geschlecht, die geschlechtliche Identität, Rasse, Kultur,
nationale Herkunft, Religion, sexuelle Orientierung, Behinderung, Sprache
und sozioökonomischer Status erwähnt.

Angesichts von multikultureller Diversität bei Patienten und Therapeuten
empfiehlt Plante (2009) die Beachtung der folgenden fünf ethischen Prinzipien:
Respekt, Verantwortung, Integrität, Kompetenz und Behandlungsauftrag. Er
weist darauf hin, dass Therapeuten, die religiös-spirituelle Interventionen ein-
beziehen, häufig auch in religiös-spirituellen Gruppen Verantwortung übernehmen. Allerdings könnte es zu einer konfliktreichen Rollenvermischung
kommen, wenn ein Gemeindemitglied einen Therapeuten der eigenen Gemeinschaft konsultieren würde. Deshalb warnen auch Richard und Freund
(2012: 207): „Wegen dieser fließenden Übergänge in die Rolle bzw. möglicher
doppelter Rollen ist es wichtig, sich als Psychotherapeut seiner Haltung klar
zu werden und diese dem Patienten transparent zu machen."

Barnett und Johnson (2011) haben einen hilfreichen achtstufigen Ent-
scheidungsbaum zum Umgang mit diesen Themen in einer Behandlung vorgestellt:

1. respektvolle Überprüfung der religiös-spirituellen Überzeugungen und
   Vorlieben des Klienten;
2. Abklärung der möglichen Verbindung zwischen dem gegenwärtigen Problem und religiösen oder spirituellen Überzeugungen und Verpflichtungen;
3. Rückmeldung der Beobachtungen an den Klienten;
4. Einbeziehung der Gegenübertragung gegenüber der Religiosität des Klienten;
5. ehrliche Selbsteinschätzung bezüglich der eigenen Fallkompetenz;
6. ggf. Konsultation von religionspsychologischen bzw. religiösen Experten;
7. Behandlungsplan;
8. Evaluation.

An dieser Stelle wird deutlich, dass hier im deutschsprachigen Bereich noch
ein großer Nachholbedarf besteht. Kultur- und religionssensible Psychotherapeuten sind gefragt, obwohl diese Fähigkeiten und Fertigkeiten bisher in
der Ausbildung vernachlässigt werden (FREUND *et al.* 2017). Ein Expertenteam
amerikanischer Religionspsychologen hat folgende Kompetenzen im Um-

gang mitdiesen Fragen für Psychotherapeuten erarbeitet (VIETEN *et al.* 2013): Psychotherapeuten und Psychiater ...

– sind in der Lage, empathische und effektive Beratungen und Therapien mit Klienten mit unterschiedlichen weltanschaulichen Prägungen, Bindungen und Intensitätsgraden durchzuführen;
– explorieren den Hintergrund, die Erfahrungen, Praktiken, Haltungen und Überzeugungen standardmäßig als Bestandteil der Klientenanamnese;
– helfen ihren Klienten, ihre religiösen oder spirituellen Stärken und Ressourcen herauszufinden und einzusetzen;
– können religionsbedingte Störungen, Belastungen und Krisen erkennen und in Behandlungen benennen und bei Bedarf an religiöse Experten/ Seelsorger verweisen;
– informieren sich über den aktuellen religionspsychologischen Forschungsstand in Bezug auf ihre klinische Praxis, um dadurch ihre eigenen Kompetenzen in diesem Bereich zu verbessern.

Tiefreligiöse Personen mit psychischen Erkrankungen wenden sich wegen der Skepsis gegenüber vermeintlich religionsfeindlichen Therapeuten häufig zunächst an den Leiter ihrer religiösen Gemeinschaft. Deshalb hat die American Psychiatric Association (2016) eine „Mental Health and Faith Community Partnership" ins Leben gerufen und eine Arbeitsgruppe eingesetzt. Diese hat für die Leiter und Seelsorger religiöser Gemeinschaften einen Ratgeber verfasst, wie angemessen mit psychischen Erkrankungen umgegangen werden sollte. Gerade pastoral Tätige der verschiedenen Religionen haben in ihrer Seelsorge häufig mit Betroffenen psychischer Krisen zu tun. Bei klarer Kompetenzverteilung können Psychotherapeuten und Seelsorger voneinander lernen und einander in ihrer Arbeit sinnvoll ergänzen. Für eine hilfreiche Zusammenarbeit sind Kenntnisse darüber, wie die komplementäre Berufsgruppe arbeitet, unverzichtbar. Ein neues deutschsprachiges Handbuch liefert detailliertes psychiatrisches Grundwissen für die Seelsorge (SAUTERMEISTER, SKUBAN 2018).

In der „World Psychiatric Association" (WPA) arbeitet die Sektion „Religion, Spiritualität und Psychiatrie" zu diesbezüglichen Fragen und veröffentlicht ihre Ergebnisse auf einer eigenen Internetseite und in einem regelmäßigen Rundbrief. Kürzlich hat die WPA ein Positionspapier zum Umgang mit Religiosität und Spiritualität (R/S) veröffentlicht (MOREIRA-ALMEIDA *et al.* 2015). Weil die empirische Evidenz zeigt, dass R/S die Prävalenz (insbesondere bei Depressionen und Suchterkrankungen), die Diagnose (Unterscheidungen zwischen spirituellen Erfahrungen und psychischer Krankheit) und die Behandlung (Einbeziehung spiritueller Bedürfnisse) psychischer Erkrankungen beeinflusst, empfiehlt die WPA ihren Mitgliedern mehr Aufmerksamkeit für diese Themen.

In Großbritannien gibt es eine aktive, etwa 3000 Mitglieder starke Arbeitsgruppe „Spiritualität und Psychiatrie" im „Royal College of Psychiatrists", die diesbezügliche Fachtagungen und Fortbildungen durchführen. Naturgemäß treffen gerade bei der Einschätzung von Religion unterschiedliche Weltbilder aufeinander. Exemplarisch zeigt sich das an der kontroversen Diskussion um die Einbeziehung eines Gebets in die psychiatrische Praxis (POOLE, COOK 2011). Der eine Protagonist, ein bekennender Atheist, möchte derartige Praktiken von jeglicher fachärztlichen Behandlung fernhalten, um eine mögliche Rollenkonfusion von Psychotherapeut und Seelsorger zu vermeiden. Sein Kontrahent ist anglikanischer Priester und argumentiert, dass auf Nachfrage des Patienten unter bestimmten Bedingungen evidenzbasierte spirituelle Interventionen sinnvoll sein können. Bemerkenswert an diesem Fachartikel: Nach der Zusammenfassung im Kopf des Aufsatzes ist die Rubrik „Declaration of Interest" eingefügt, in der die weltanschaulichen Grundannahmen – Atheist und Priester – offengelegt werden. Auf dem häufig noch schambesetzten Gebiet des persönlichen Glaubens ist die Transparenz der jeweiligen Überzeugungen eine wichtige Voraussetzung dafür, dass spirituelle Interventionen zu einer Option werden.

## Kontroverse Diskussionen im deutschsprachigen Bereich

Die brisante Diskussion um Ausschluss oder Einbeziehung spiritueller Interventionen, die in den USA schon länger geführt wird, hat auch Deutschland erreicht. Jeschke (2012: 130ff.) hat im Psychotherapeutenjournal wesentliche Argumente der amerikanischen Diskussion zusammengefasst. Hauptsächlich sieht sie bei einer Integration von Spiritualität und Religion in die Psychotherapie eine ethische Herausforderung. Denn es sei kaum anzunehmen, dass die Haltung des Therapeuten zu Religion und Spiritualität deckungsgleich mit der des Klienten sei.

Für Großbritannien hat ein Expertengremium ein verbindliches Konsenspapier zum Umgang mit Religiosität und Spiritualität in der Psychotherapie vorgelegt (COOK 2013). Darin werden die Fachmitglieder darauf verpflichtet, den religiösen oder spirituellen Bindungen ihrer Patienten mit einfühlsamer Achtung und Respekt zu begegnen. Klinisch Tätige sollen zwar keine religiösen oder spirituellen Rituale als Ersatz für professionelle Behandlungsmethoden anbieten. Andererseits wird aber auf die Bewältigungskraft positiver Spiritualität hingewiesen, durch die Hoffnung und Sinn vermittelt werden könnten.

Die fachliche Diskussion über die Einbeziehung von Spiritualität in eine psychotherapeutische Behandlung bewegt sich also zwischen Extremen. Einerseits empfehlen manche Autoren spirituelle Behandlungsmethoden, also die gezielte Einbeziehung von solchen Lehren und Praktiken. Die Fakten können beeindrucken: Zwei Fachzeitschriften veröffentlichen seit einigen Jahren Studien zur Wirksamkeit spiritueller Therapiemethoden (vgl. http://www.apa.org/pubs/journals/scp/ und http://spiritualpc.net/). Systematische Metastudien verweisen mit empirischer Evidenz auf die Wirksamkeit religionsangepasster Therapiemethoden (LIM *et al.* 2014, ROSS *et al.* 2015, GONCALVES

2015). Eine aktuelle Metastudie, in der 97 Einzelstudien ausgewertet wurden, weist auf eine bessere Wirksamkeit von Behandlungen hin, wenn bei gläubigen Patienten ihre Religion oder Spiritualität mit einbezogen wird (CAPTARI *et al.* 2018). Spirituelle Interventionen können offensichtlich bei bestimmten Störungen durchaus nachweisbare Effekte erzielen. Eine methodisch strenge Auswertung von elf Studien kommt zu dem Schluss, dass Psychotherapie mit integrierter Religiosität bei der Behandlung von Depressionen und Angststörungen mindestens so wirksam ist wie säkulare Formen der gleichen Psychotherapie (ANDERSON *et al.* 2015). Allerdings stehe der Nachweis, sie sei langfristig effektiver als diese, noch aus. Darüber hinaus müssten die Wirkungsbedingungen noch genauer und auf Grundlage von größeren Stichproben erforscht werden (PAUKERT *et al.* 2011). In einer Metaanalyse haben amerikanische Forscher 46 durchgeführte Studien zu den Wirkungen religiös adaptierter Behandlungen und spiritueller Therapien (WORTHINGTON *et al.* 2011) verglichen und ausgewertet. Als klinische Fallbeispiele werden dafür eine christlich adaptierte kognitive Therapie bei einer depressiven Störung, eine buddhistische Selbst-Schema-Therapie bei einer Suchterkrankung, eine christliche Vergebungstherapie und eine muslimische kognitive Therapie bei einer Angststörung dargestellt. Die Autoren kommen zu dem Schluss, dass religiös-spirituelle Psychotherapie nachweislich sowohl psychologische als auch spirituelle Wirkungen zeige. Allerdings weisen sie darauf hin, dass ein einfaches Hinzufügen religiöser und spiritueller Elemente zu einer etablierten säkularen Psychotherapie keine reliablen Verbesserungen zeigen würde. Die höchste Wirksamkeit religiöser und spiritueller Interventionen lässt sich bei tiefreligiösen und spirituellen Patienten nachweisen.

In einem systematischen Review haben Forscher kürzlich mit einer vergleichbaren Fragestellung die Effekte komplementärer religiöser und spiritueller Interventionen auf die körperliche Gesundheit und Lebensqualität untersucht. Über 7.000 wissenschaftliche Studien wurden dazu ausgewertet und nach strengsten Kriterien ausgewählt, übrig blieben 30 Untersuchungen. Empirisch konnten geringe Vorteile religiös-spiritueller Interventionen im Vergleich zu anderen komplementären Heilbehandlungen festgestellt werden (GONCALVES *et al.* 2017). Um in ähnlicher Weise die Wirksamkeit spirituell orientierter Therapeuten besser zu verstehen, werden zurzeit in einem dreijährigen Forschungsprojekt weltweit Therapeuten untersucht, die spiritualitätsintegrierende Behandlungen durchführen. Das Ziel des Projektes besteht darin, spiritualitätsangepasste Therapien in das Zentrum der Gesundheitsversorgung zu bringen (RICHARDS *et al.* 2015; vgl. www.bridgesconsortium.com).

In Europa ist man bei diesen Themen eher zurückhaltend bis skeptisch. Deshalb hat im Sommer 2014 das österreichische Gesundheitsministerium vor Grenzverletzungen und dem Aufgeben wissenschaftlicher Standards gewarnt und esoterische Inhalte, spirituelle Rituale und religiöse Methoden in der Psychotherapie offiziell verboten (ÖSTERREICHISCHES BUNDESGESUNDHEITSMINISTERIUM 2014). Aufgrund zahlreicher Patientenberichte, die wegen übergriffigen Verhaltens ihrer behandelnden Therapeuten beim Berufsverband

Beschwerde einlegten, hat das österreichische Bundesministerium eine Richtlinie zum Thema verabschiedet. Dort wird bestritten, dass „religiös, spirituell oder esoterisch begründete Handlungen zu einer umfassenden und stringenten psychotherapeutischen Methode, die eine geplante Krankenbehandlung ermöglicht, gehören können" (S. 6). Mit diesem Verbot soll die psychotherapeutische Beziehung unter Wahrung der Berufsethik und der Stärkung der Psychotherapie als eine wissenschaftlich fundierte Krankenbehandlung unter besonderen Schutz gestellt werden.

So wichtig der Schutz der therapeutischen Beziehung ist: Das rigide Verbot trägt der aktuellen Forschungslage nicht Rechnung und übergeht die Ressource „Religiosität und Spiritualität" bei manchen Patienten. Vorsichtiger und fundierter äußert sich der Religionspsychologe Kenneth Pargament (2014): Religion und Spiritualität können Teil des Problems oder Teil der Lösung sein. Die strikte österreichische Richtlinie hat auch viele Gegenstimmen provoziert. Die Richtlinie wurde mittlerweile ins Englische übersetzt und hat kontroverse Reaktionen im Rahmen von Fachdiskussionen der Europäischen Gesellschaft für Psychotherapie geführt (EAP). Young (2017) bemängelt, dass in der Richtlinie sowohl „Esoterik" als auch „Psychotherapie" zu unklar definiert worden seien. In jeder Behandlung würden Werte, Heiliges und existenzielle Grenzerfahrungen berührt, Transzendentes ereigne sich in der persönlichen Begegnung von Therapeut und Klient. Auch in der Fachzeitschrift der deutschen Vereinigung für Gestalttherapie gab es – ausgelöst von der österreichischen Richtlinie – eine kontroverse Debatte mit engagierten Plädoyers für und gegen die Einbeziehung spiritueller Methoden (DIETZ 2015, 2016; DAECKE 2016; HARTMANN-KOTTEK 2016).

Der Präsident der Schweizer Charta für Psychotherapie hat in seiner Schweizer Fachzeitschrift für die Abgrenzung der Psychotherapie von der Transpersonalen Psychologie und Esoterik plädiert und unterstützt die Initiative aus Österreich, um die Heilslehren von Gurus vom Gesundheitssystem fernzuhalten (SCHULTHESS 2015). Das wiederum hat den bekannten Körpertherapeuten David Boadella (2016), den Begründer der Biosynthese, zu einer Erwiderung veranlasst. Obwohl er einigen Kritikpunkten der Richtlinie recht gibt, versucht er aufzuzeigen, dass bestimmte transpersonale Methoden mittlerweile innerhalb den Hauptströmungen der Psychotherapie fest verankert sind. Er führt C. G. Jung als Begründer der Transpersonalen Psychologie an und fragt polemisch nach, ob nun eine Jung'sche Therapie nicht mehr vom Schweizer Staat anerkannt werden solle. Weiterhin führt er Nahtoderfahrungen und meditative Zustände an, die in manchen Behandlungen sehr bedeutsam seien. Daraufhin hat der Vorsitzende der Wissenschaftskommission der Schweizer Charta für Psychotherapie in einem differenzierten Artikel Kriterien wissenschaftlich begründeter Psychotherapie exemplarisch auf die analytische Psychologie Jungs und die Transpersonale Psychologie angewendet. Dabei kommt Schlegel (2017) zu dem Fazit, dass Jung nicht zu den Begründern der Transpersonalen Psychologie gehören könne. Weiterhin erfülle die

Transpersonale Psychologie nicht die Kriterien von Wissenschaftlichkeit, weil sie auf einer transzendenten Wirklichkeit aufbaue.

## Positionspapier der DGPPN

Vor dem Hintergrund dieser Diskussionen hat das Referat in der Deutschen Gesellschaft für Psychiatrie, Psychotherapie, Psychosomatik und Nervenheilkunde (DGPPN) „Religiosität und Spiritualität" ein eigenes Positionspapier erarbeitet, das vom DGPPN-Vorstand verabschiedet und publiziert wurde (UTSCH *et al.* 2017). Die Stellungnahme geht von der Realität unserer multikulturellen Gesellschaft aus. Durch die Flüchtlingswelle steht Europa derzeit vor der großen Herausforderung, die Integration unterschiedlicher kultureller Prägungen und Weltbilder – insbesondere zwischen einer religiösen und säkularen Weltdeutung – zu bewältigen. Der konstruktive Dialog zwischen religiösen und säkularen Lebensformen ist dabei für eine pluralistische Gesellschaft zukunftsweisend. Hier sind kultur- und religionssensible Ärzte und Psychotherapeuten gefragt, vorhandene religiöse oder spirituelle Ressourcen der Patienten zur Verarbeitung ihrer Krisenerfahrungen oder Traumatisierungen zu aktivieren und in die Behandlung einzubeziehen.

Religiöse Überzeugungen prägen besonders das Erleben von Krankheit, Gesundheit und Therapie tiefreligiöser PatientInnen. Eine kultursensible Berücksichtigung des vorhandenen Wertesystems kann die psychotherapeutische Behandlung fördern und das Arbeitsbündnis stärken. Patienten mit psychischen Erkrankungen dürfen von ihrem Arzt oder Psychotherapeuten eine ganzheitliche Wahrnehmung ihrer Lebenssituation einschließlich deren existenzieller, spiritueller und religiöser Dimension erwarten, ohne Angst haben zu müssen, einem Guru auf den Leim zu gehen.

Gläubige Hoffnung und Vertrauen können aber leicht missbraucht werden. Auch das ist ein Grund dafür, dass in weiten Kreisen der Psychologie und Psychotherapie des 20. Jahrhunderts religiöser Glaube pauschal pathologisiert wurde. Die in früheren Jahren vorherrschende generelle Religionskritik und die pauschale Pathologisierung sind heute nicht mehr angemessen. Allerdings sollte die kritische Haltung nicht undifferenziert durch eine Idealisierung dieses Feldes ersetzt werden.

Deshalb erinnert die Stellungnahme der DGPPN die Psychotherapeuten an ihre Berufsethik, mit der sie sich verpflichtet haben, innerhalb des Methodenspektrums ihrer Profession tätig zu sein.

Dies schließt religiöse oder spirituelle Interventionen eindeutig aus. Darin sieht die Kommission keinen Mangel, sondern eine sinnvolle und notwendige Selbstbeschränkung. Dabei muss trotzdem sichergestellt werden, dass die Spiritualität des Patienten in der Therapie einen angemessenen Raum finden kann. Der Behandler sollte auf eine respektvolle Weise religiös neutral bleiben, aber aufgeschlossen sein für einen möglichen Transzendenzbezug seines Patienten. Psychiatrische und psychotherapeutische Behandlungen einerseits und Seelsorge und spirituelle Führung andererseits sollten unterschieden werden und getrennt bleiben. Eine Zusammenarbeit im Interesse des Patienten mit Seelsorgern kann aber in vielen Fällen sinnvoll sein.

Ein wichtiges Fazit der Stellungnahme lautet deshalb, dass die Behandler im klinischen Alltag erkennen sollen, ob der Glaube bei einer psychischen Erkrankung Teil des Krankheitsbildes ist oder sich als Ressource in die Behandlungsstrategie einbinden lässt. Die Fachgesellschaft hat insgesamt zehn Empfehlungen formuliert, die zum Beispiel die Neutralität, die professionellen Grenzen oder das Diversity Management und die Passung in der therapeutischen Beziehung betreffen. Erst jetzt beginnt die Wissenschaft in Deutschland, sich ernsthaft mit diesen Themen auseinanderzusetzen. Hier haben die Fachverbände und Ausbildungsinstitute einige Lücken zu schließen. Bei aller Neugier für veränderte Bewusstseinszustände und spirituelle Rituale ist an der kritischen Realitätsprüfung als einer zentralen Errungenschaft der Psychologie festzuhalten, hinter die nicht zurückgegangen werden sollte. Offen für neue, auch spirituelle Erfahrungen und Weltdeutungen zu bleiben und diese mit psychologischer Hilfe besser erklären und verstehen zu können ist angesichts der verbreiteten Sinnsuche nötig und wichtig. Es dient der psychotherapeutischen Qualität, sich auf ihre fachlichen Kernkompetenzen zu beschränken und spirituelle Deutungen des Seelenlebens anderen Professionen zu überlassen.

## Literatur

Anderson N., Heywood-Everett S., Siddiqim N., Wright J., Meredith J., McMillan D. 2015. Faith-adapted psychological therapies for depr*ession and anxiety: Systematic review and meta-analysis.* Journal of Affective Disorders 176: 183–196.

Assion H. J., Graef-Calliess T. 2017. Kulturbezogene Aspekte in psychiatrischen Klassifikationssystemen – Cultural Formulation und DSM-5. In Graeff-Calliess, T., Schouler-Ocak M. (Hg). *Migration und Transkulturalität.* Stuttgart: Schattauer: 154–157.

Baatz U. 2017. *Spiritualität, Religion, Weltanschauung. Landkarten für* systemisches *Arbeiten.* Göttingen: Vandenhoeck & Ruprecht.

Boessmann U., Remmers A. 2016. *Praktischer Leitfaden der tiefenpsychologisch fundierten Richtlinientherapie.* Berlin: Deutscher Psychologen Verlag.

Brentrup M., Kupitz G. 2015. *Rituale und Spiritualität in der Psychotherapie.* Göttingen: Vandenhoeck & Ruprecht.

Boadella D. 2017. Grenzen zum Transpersonalen. Eine Erwiderung an P. Schulthess. á jour! *Psychotherapie-Berufsentwicklung* 3: 21–24.

Captari L. E., Hook J. N., Hoyt W., Davis D. E., McElroy-Heltzel S. E., Worthington E. L. 2018. Integrating clients' religion and spirituality within psychotherapy: A comprehensive meta-analysis. *Journal of Clinical Psychology* 74: 1938–1951.

Cook C. H. 2013. *Recommendations for psychiatrists on spirituality and religion. Position Statement PS03.* London: Royal College of Psychiatrists.

Cyrulnik B. 2018. *Glauben. Psychologie und Hirnforschung entschlüsseln, wie Spiritualität uns stärkt.* Weinheim: Beltz.

Daecke K. 2016. Zu den Versuchen der Transpersonalen Psychologie, sich im Feld der Gestalttherapie zu verankern. *Gestalttherapie* 30/1: 52–74.

Dietz R. 2015. „Schalter am Stuhl". Gestalttherapie und Spiritualität. *Gestalttherapie* 29/2: 111–116.

Dietz R. 2016. Missverstandene Spiritualität. *Gestalttherapie* 30/2: 123–126.

Ellis A. 1980. Psychotherapy and atheistic values. *Journal of Consulting and Clinical Psychology* 48: 635–639.

Ellis A. 2000. Can rational emotive behavior therapy (REBT) be effectively used with people who have devout beliefs in God and religion? *Professional Psychology: Research and Practice* 31: 29–33.

Freud S. 1907/1941. *Zwangshandlungen und Religionsübungen.* London: Imago Publishing.

Freund H., Böhringer S., Utsch M., Hauth I. 2018. Religiosität und Spiritualität in der Facharztweiterbildung. Eine Umfrage bei den Weiterbildungsermächtigten für Psychiatrie und Psychotherapie. *Der Nervenarzt* 89/5: 539–545.

Frick E., Stotz-Ingenlath G., Ohls I., Utsch M. (Hg) 2018. *Fallbuch Spiritualität in Psychotherapie und Psychiatrie.* Göttingen: Vandenhoeck & Ruprecht.

Goncalves J.P., Lucchetti G., Menezes P.R., Vallada H. 2015. Religious and spiritual interventions in mental health care: a systematic review and meta-analysis of randomized controlled clinical trials. *Psychological Medicine* 45: 2937–2949.

Goncalves J.P., Lucchetti G., Menezes P.R., Vallada H. 2017. Complementary religious and spiritual interventions in physical health and quality of life: A systematic review of randomized controlled clinical trials. *PLoS One* 12/10.

Hofmann L., Heise P. (Hg) 2017. *Spiritualität und spirituelle Krisen. Handbuch zu Theorie, Forschung und Praxis.* Stuttgart: Schattauer.

James W. 1902/2014. *Die Vielfalt religiöser Erfahrung.* Frankfurt am Main: Suhrkamp.

Juckel G., Hoffmann K., Walach H. (Hg). 2018. *Spiritualität in Psychiatrie und Psychotherapie.* Lengerich: Papst.

Kizilhan J.I. 2015. Religion, Kultur und Psychotherapie bei muslimischen Migranten. *Psychotherapeut* 60: 426–432.

Klinkhammer G., Tolksdorf, E. (Hg) 2015. *Somatisierung des Religiösen. Empirische Studien zum rezenten Heilungs- und Therapiemarkt.* Bremen: Universitätsverlag.

Knoblauch H. 2009. *Populäre Religion. Auf dem Weg in eine spirituelle Gesellschaft.* Frankfurt am Main: Campus.

Lersner U. von, Baschin K., Wormeck I., Mösko, M.O. 2016. Leitlinien für Trainings inter-/transkultureller Kompetenz. *Psychotherapie, Psychosomatik, Medizinische Psychologie* 66: 67–73.

Lim C., Sim K., Renjan V., Sam H.F., Quah S.L. 2014. Adapted cognitive-behavioral therapy for religious individuals with mental disorder: a systematic review. *Asian Journal of Psychiatry* 9: 3–12.

Lüddenkens D., Walthert R. (Hg) 2010. *Fluide Religion. Neue religiöse Bewegungen im Wandel.* Bielefeld: Transcript.

Moreira-Almeida A., Sharma A., Rensburg B.J. von, Verhagen P.J., Cook C.C.H. 2015. *WPA Position statement on spirituality and religion in psychiatry.* (http://www.wpanet.org/uploads/Position_Statement/WPA%20position%20Spirituality%20statement%20final%20version_rev2%20on%20Spirituality.pdf; letzter Zugriff am 23.10.2018).

Mönter N., Heinz A., Utsch M. 2019. *Religionssensible Psychotherapie und Psychiatrie. Basiswissen und Praxis-Erfahrungen.* Stuttgart: Kohlhammer.

Österreichisches Bundesgesundheitsministerium 2014. *Richtlinie für Psychotherapeutinnen und Psychotherapeuten zur Frage der Abgrenzung der Psychotherapie von esoterischen, spirituellen und religiösen Methoden des Bundesministeriums für Gesundheit* (http://www.bmg.gv.at).

Pargament K.I. 2013. Ziele, die dem Menschen heilig sind. Zur Bedeutung der Zukunft für die Gesundheit. *Spiritual Care* 2: 8–16.

Paukert A.L., Phillips L.L., Cully J.A., Romero C., Stanley M.A. 2011. Systematic Review of the Effects of religious-accomodative psychotherapy for depression and anxiety. *Journal of Contemporary Psychotherapy* 41: 99–108.

Poole R., Cook C. H. 2011. Praying with a patient constitutes a breach of professional boundaries in psychiatric practice. *The British Journal of Psychiatry* 199: 94–98.

Plante T. G. 2009. *Spiritual practices in psychotherapy. Thirteen tools for enhancing psychological health*. Washington: APA.

Richards P. S., Sanders P. W., Lea T., McBridge J. A., Allen G. E. W. 2015. Bringing spiritually oriented psychotherapies into thee health care mainstream: A call for a worldwide collaboration. *Spirituality in Clinical Practice* 2/3: 169–179.

Ross J. J., Kennedy G. A., Macnab F. 2015. *The effectiveness of spiritual/religious interventions in psychotherapy and counselling: a review of the recent literature*. Melbourne: PACFA.

Schlegel M. 2017. Kriterien wissenschaftlich begründeter Psychotherapie und Aspekte ihrer emanzipierenden säkularen Spiritualität. *Psychotherapie-Wissenschaft* 7/1: 45–56.

Schulthess P. 2015. Psychotherapie gehört abgegrenzt von der Transpersonalen Psychologie und Esoterik. á jour! *Psychotherapie-Berufsentwicklung* 1: 23–26.

Utsch M., Anderssen-Reuster U., Frick E., Gross W., Murken S., Schouler-Ocak M., Stotz-Ingenlath G. 2017. Empfehlungen zum Umgang mit Religiosität und Spiritualität in Psychiatrie und Psychotherapie. Positionspapier der DGPPN. *Spiritual Care* 6/1: 141–146.

Utsch M., Bonelli R., Pfeifer S. 2018. *Psychotherapie und Spiritualität. Mit existenziellen Konflikten und Transzendenzfragen professionell umgehen*. 2. Auflage. Berlin: Springer.

Utsch M. 2018. Spirituelle Krisen. In Sautermeister J., Skuban T. (Hg). *Handbuch psychiatrisches Grundwissen für die Seelsorge*. Freiburg: Herder: 689–708.

WHO 1998. *WHOQOL and Spirituality, Religiousness and Personal Beliefs*. Genf: WHO (www.whqlibdoc.who.int/hq/1998/WHO_MSA_MHP_98.2_eng.pdf, letzter Zugriff 27.09.2018).

Worthington E. L., Hook J. N., Davis D. E., McDaniel M. A. 2011. Religion and Spirituality. *Journal of Clinical Psychology in Session* 67/2: 204–214.

Young C. 2017. Psychotherapy vs. Spirituality. *International Journal of Psychotherapy* 21/1: 2–5.

Zwingmann C., Klein C., Jeserich F. (Hg) 2017. *Religiosität – die dunkle Seite. Beiträge zur empirischen Religionsforschung*. Münster: Waxmann.

# Ethische Aspekte des geistigen Heilens

*Barbara Wolf-Braun*

Die geistig-spirituellen Heilverfahren spielen eine wichtige Rolle im Spektrum der Alternativmedizin, deren Bedeutung in der westlichen industrialisierten Welt insgesamt zunimmt. „Alternativmedizin" wird hier als Sammelbegriff für außerhalb der an Universitäten unterrichteten Medizin (Schulmedizin) angewandte therapeutische Systeme und Verfahren verstanden. Sie kann komplementär, als Ergänzung zu schulmedizinischen Behandlungen eingesetzt werden oder alternativ als Ersatz für schulmedizinische Therapien.

Der angloamerikanische Begriff „complementary and alternative medicine" (CAM) (Komplementär- und Alternativmedizin) hat sich zunehmend in der internationalen Diskussion durchgesetzt.

Im Gegensatz zu den USA gibt es für Deutschland kaum repräsentative Umfragen zur Nutzung spiritueller Verfahren durch Patienten.[1] So erwähnt ein neuerer Gesundheitsbericht des Bundes ausschließlich die Nutzung klassischer Naturheilverfahren, von Homöopathie, Akupunktur u. a. (ROBERT-KOCH-INSTITUT 2002). Häufiger stehen Ärzte, selbst wenn sie Vertreter der Naturheilkunde sind, den Verfahren der Geistheilung eher skeptisch bis ablehnend gegenüber. So ordnet Nagel „magische Medizinformen, Geistheilung, Esoterik" den Außenseitertherapien zu, da ihre Anwendung nicht plausibel erscheint und sie „auf unbeweisbaren Behauptungen basieren, deren Überprüfbarkeit zum Teil mangels Standardisierbarkeit, wegen Unzumutbarkeit oder ethischer Bedenken nicht gegeben ist und die zumeist Erfindungen von Einzelgängern oder autistisch denkenden Menschen sind" (NAGEL 1995: 286).[2]

In einer älteren Untersuchung von Link (1992) zur Geistheilung gaben 11 Prozent der Befragten an, dass sie sich schon einmal von einem Geistheiler(in) behandeln ließen, 58 Prozent von ihnen bezeichneten die Behandlung als erfolgreich.

Nach einer weiteren repräsentativen Umfrage (WIENER 1991) würden sich 65 Prozent der Bevölkerung einem medizinischen Laien mit besonderen Heilfähigkeiten anvertrauen, wenn sie unheilbar erkrankt wären. 70 Prozent glauben, dass es Menschen gibt, die Krankheiten heilen können, selbst dann, wenn die Ärzte nicht mehr weiterwissen. Nur 30 Prozent halten dies für unwahrscheinlich bzw. ausgeschlossen (FORSA 1986, vgl. WIESENDANGER 1994: 10), 18 Prozent glauben an die Wirksamkeit von Fernheilung (z. B. mit Reiki) (WIENER 1991).

Die Popularität der unkonventionellen medizinischen Verfahren ist vor dem Hintergrund einer weiter wachsenden Kritik an der „Apparatemedizin" zu sehen, sie ist aber auch an tief greifende soziokulturelle Veränderungen

---

1   MOCZYNSKI 2009: 221.
2   NAGEL G. A. 1995. Der Krebspatient zwischen Schulmedizin und Alternativmedizin – Therapiekonzepte. *Archives of Gynecology and Obstetrics* 257: 283–294.

geknüpft. Soziologen gehen davon aus, dass sich der Einzelne in der postmodernen Gesellschaft immer weniger auf traditionsbestimmte Lebensformen stützen kann. Jeder kann und muss immer mehr Lebensbereiche selbst organisieren und verantworten, in einem Maß, wie es in diesem Umfang historisch noch nie möglich war. Hierin stecken Chancen und Risiken zugleich: das Risiko von Krisen bei der Identitätsbildung und Alltagsbewältigung, wodurch es zu einer verstärkten Nachfrage nach psychokulturellen und auch spirituell-esoterischen Deutungsmustern und Alltagshilfen kommt, aber auch Chancen zur Verwirklichung von eigenen Lebensentwürfen jenseits von einengenden und kontrollierenden Sozialformen und festgelegten Rollen (KEUPP 1988).

Die Notwendigkeit, sich umzuorientieren und neue, befriedigende Lebensformen zu entwickeln, ergibt sich besonders bei chronisch kranken Personen. Häufig erfahren sie tiefe Einschnitte in allen Lebensbereichen: verminderte körperliche, psychische und kognitive Leistungsfähigkeit, Einschränkung der Arbeitsfähigkeit, Schwierigkeiten bei der Alltagsbewältigung, veränderte soziale Beziehungen durch mangelnde Mobilität, Abhängigkeit von der Hilfe Angehöriger, finanzielle Probleme etc. Es ist der Personenkreis, der den Großteil der Klientel Geistiger Heiler stellt (STRAUCH 1958, SCHLEIP 1980).

Bis zu einem Urteil des Bundesverfassungsgerichts im Jahr 2004 war die rechtliche Lage der Heiler zumindest in Deutschland ungesichert. Bis dahin durften nur approbierte Ärzte, Psychotherapeuten und Heilpraktiker, die sich einer staatlichen Prüfung unterzogen haben, Heilkunde ausüben. In der Folge benötigt, wer die Selbstheilungskräfte des Patienten durch Handauflegen aktiviert und dabei keine Diagnosen stellt, keine Heilpraktikererlaubnis mehr. Allerdings muss der Heiler seine Patienten schriftlich darauf hinweisen, dass seine Behandlung die Tätigkeit eines Arztes nicht ersetzt. Durch das Verfassungsurteil wurde das Geistige Heilen explizit in das Gewerberecht eingebunden; als gewerbliche Dienstleistung unterliegt es dem Wettbewerbsrecht, dem Verbraucherschutz und seriösem Geschäftsgebaren.

Nach älteren Schätzungen eines leitenden Vertreters des früheren Dachverbandes Geistiges Heilen bieten im deutschsprachigen Raum rund 10.000 Geistheiler ihre Dienste an (WIESENDANGER 1994).[3]

In Großbritannien waren bereits Mitte der 1980er-Jahre offiziell 20.000 Heiler angemeldet, von denen 7.000 in Verbänden organisiert waren (SCHNELTING 1986: 12ff.). Einer etwas neueren Veröffentlichung zufolge stellen die spirituellen Heiler die größte Gruppe der alternativen Behandler (ASTIN et al. 2000: 904).

Die historisch bedingte größere Akzeptanz der Geistigen Heilung in den angloamerikanischen Ländern (und z.T. auch in den Niederlanden) führt dazu, dass teilweise auch Ärzte diese Ansätze offen praktizieren bzw. Patienten an medizinisch nicht ausgebildete spirituelle Heiler überweisen. So existiert

---

3   Nach einer Spaltung vertritt Wiesendanger jetzt eine Internationale Vermittlungsstelle für herausragende Heiler (IVH).

in Großbritannien ein „Doctor-Healer-Network",[4] vereinzelt werden Heiler sogar in Krankenhäusern eingesetzt.

## Was ist Geistheilung?

Unter „Geistheilung" oder „spiritueller Heilung" kann man den Heilungsversuch mithilfe externer, metaphysischer Wesen und Kräfte verstehen. Externe metaphysische Wesen können Geist- oder Naturwesen, Heilige der katholischen Kirche, aber auch die Geister bereits Verstorbener oder Außerirdische sein. Der Geistheiler macht sich eine äußere Kraft zunutze, deren ursprünglicher Grund an einer „Wesenheit" festgemacht wird. In der einfachsten (westlichen) Vorstellung kann dies die Kraft bzw. die Gnade des personalisierten christlichen Gottes sein. Die heilende Wirkkraft wird einem höheren überirdischen Wesen zugeschrieben. Reine Selbstheilungslehren oder anonyme „kosmische Energien" stehen am Rande des Spektrums, obgleich sich in der Realität die Vorstellungen von den Wirkkräften überlagern können (OBRECHT 1999: 11).

Der 1955 gegründete größte englische nationale Verband (National Federation of Spiritual Healers) definiert Geistige Heilung als Heilen von Körper, Geist und Seele

- durch Handauflegen und
- durch Gebet oder Meditation auch bei Abwesenheit des Patienten (Fernheilung).

Nach Wiesendanger (1994) umfasst Geistiges Heilen folgende Verfahren (die Aufzählung ist keineswegs vollständig): Handauflegen, Magnetisches Heilen, Therapeutic Touch, Qigong, Chakra-Therapie, Reiki, Fernheilung, Gruppenheilung (z. B. die in Deutschland verbreiteten Heilungsgruppen unter dem Namen des verstorbenen Wunderheilers Bruno Gröning), Gebetsheilung, Heilung an besonderen Orten (Wallfahrtsstätten, Geomantische Kraftplätze), Mediales Heilen, Therapie mit Geistern, Exorzismus, Schamanismus, Heilen mit Fetischen (Reliquien, Stanniolkugeln etc.), Besprechen. Hinzu kommen zahlreiche Diagnoseverfahren wie „Röntgenblick", Aurafühlen, Aurasehen, radiästhetische Diagnosen (über Pendel oder Wünschelrute), Ferndiagnosen usw.

In seiner Studie zur Geistheilung in Österreich ordnet Obrecht (1999) die unterschiedlichsten Varianten des geistigen Heilens im Wesentlichen drei Bereichen zu:

- In der volksreligiös-christlichen Heiltradition finden wir magische Praktiken, die, insbesondere in katholischen bäuerlichen Milieus, Industrialisierung und Verweltlichung nur leicht modifiziert überdauert haben.

---

4   www.doctorhealer.org.

- In den neoschamanischen Richtungen finden wir ehemals aus außereuropäischen Kulturen stammende Lehren und Techniken, die zusammenge-
  führt und universalisiert sind.
- Diese beiden Richtungen werden zudem ergänzt und modifiziert von einer Fülle von hermetischen und esoterischen Vorstellungen, die die west-
  liche Welt und ihre religiösen Praktiken während der letzten Jahrzehnte
  zunehmend beeinflusst haben (OBRECHT 1999: 11).

## Auswirkungen der Geistheilung auf die psychische und körperliche Gesundheit von Patientinnen und Patienten

Bis vor einigen Jahren lag vor allem in den Ländern mit einer breiteren Akzeptanz der Geistheilung wie USA, Großbritannien und Niederlande eine
größere Anzahl an empirischen Studien dazu vor. Insgesamt belegen sie eine
nennenswerte subjektive Besserung des Zustands der Patienten Geistiger
Heiler/-innen (bei 60 bis 80 Prozent), ein Effekt, der deutlich über einem
durchschnittlichen (unspezifischen) Placeboeffekt von 30 Prozent liegt. Die
subjektiv erfahrene Besserung ist vor allem mit einer Reduzierung der Symptome (z. B. Schmerz) oder mit einer verbesserten Fähigkeit zum Umgang mit
den Symptomen (Coping) verbunden. Auffallend ist die geringe Zahl von Patienten, die eine Verschlechterung ihres Gesundheitszustandes feststellen: im
Schnitt 8 Prozent, wobei Krebspatienten die ungünstigsten Ergebnisse berichten (SCHOUTEN 1992/93). Eine eigene Untersuchung der Autorin bei Patienten
einer Heilerin erbrachte analoge Ergebnisse (BINDER, WOLF-BRAUN 1997).[5] Es
handelte sich vorwiegend um ältere, weibliche Klientinnen mit starken chronischen gesundheitlichen Belastungen (vor allem Beschwerden an Knochen,
Muskeln und Gelenken, Verdauungsstörungen, Kopfschmerzen und Migräne).

Die Heilerin, Frau E., lebt auf einem Dorf in der Nähe einiger größerer
Städte. Sie hat kein Heilpraktikerdiplom, arbeitete zum Zeitpunkt der Unter-
suchung also in der Illegalität. Sie praktiziert ausschließlich Handauflegen
und leichte Massage. Sie spricht wenig, erteilt selten Ratschläge und keine
Diagnosen. Sie hat kein ausgeprägtes esoterisches Weltbild, sondern ist allge-
mein religiös orientiert. Sie sieht sich als Übermittlerin einer göttlichen Kraft.
Die Patienten werden eine Stunde lang im Sitzen oder auf einer Liege mit
Handauflegen behandelt.

Bis auf eine Ausnahme waren alle Patienten wegen der Beschwerden, mit
denen sie zu Frau E. kamen, bereits in schulmedizinischer Behandlung. Hier
wird deutlich, dass die Heilbehandlung bei der Heilerin für die Patienten kei-

---

5   Binder und Wolf-Braun interviewten jeweils ca. 70 Patienten bei zwei unterschiedlich
    arbeitenden Heilern zu Beginn ihrer Behandlung und acht Wochen später. Den Patien-
    ten wurden zudem standardisierte Fragebögen zur subjektiven Einschätzung ihrer Ge-
    sundheit vorgelegt. Kriterium für die Auswahl der Patienten war deren Bereitschaft zur
    Teilnahme an der Studie. Nur wenige verweigerten dies.

nen Ersatz für die Schulmedizin darstellt, worauf die Heilerin ihre Patienten auch explizit hinweist.

Insgesamt 61 Prozent der Patienten von Frau E. gaben an, dass ihre Beschwerden verschwunden oder gebessert seien, 20 Prozent gaben an, dass sie gleich geblieben seien, und für 4 Prozent haben sich die Beschwerden verschlechtert.

Die Patienten und Patientinnen nannten vor allem Besserungen bei der körperlichen und emotionalen Alltagsbewältigung sowie bei der Behinderung durch Schmerzen. Sie gaben an, zuversichtlicher zu sein, wieder mehr Appetit zu haben, besser zu schlafen, weniger unter Schmerzen zu leiden, vermehrt ihren Hobbys nachgehen zu können, wie z. B. Gartenarbeit, wieder mehr soziale Kontakte zu pflegen. Darüber hinaus gingen sie optimistischer mit ihrer Krankheit um (signifikante Reduzierung der depressiven Krankheitsverarbeitung, standardisierter Fragebogen). Das Ausmaß der Beeinträchtigung der Körperfunktionen (Bewegungseinschränkungen) hatte sich hingegen nicht verändert.

Nur ca. ein Viertel der Patienten hat eine ausgeprägt religiöse oder spirituelle Orientierung. Die Vorstellungen über die Wirkweise der Behandlung durch die Heilerin gingen weit auseinander: Für die meisten Patienten (36 Prozent) lag die Quelle der Kraft, die ihnen bei der Behandlung zufließt, in der Heilerin; 21 Prozent meinten, die Kraft würde von außerhalb kanalisiert (dies entspricht auch dem Konzept der Heilerin, die sich als Kanal einer göttlichen Energie wahrnimmt). Allerdings waren die Vorstellungen der Patienten über die Natur dieser Kraft sehr unterschiedlich: Für die einen ist sie göttlichen Ursprungs, für andere eine physikalische Kraft ähnlich dem Magnetismus. Zumeist blieben die Antworten jedoch vage: So meinte ein Patient: „Es gibt viele Dinge zwischen Himmel und Erde, die die Wissenschaft noch nicht entdeckt hat." Nur ein einziger Patient teilte das wissenschaftlich akzeptierte psychologische Erklärungsmodell der Mobilisierung von Selbstheilungskräften: Er sah den Ursprung der Heilenergie bei sich selbst. Für 10 Prozent handelte es sich um eine Kombination von Mobilisierung innerer und äußerer Energien. Ein Drittel der Patienten gab an, nicht zu wissen, wie die Wirkung zustande kommt.

> „Die Heilerin bewirkt eine Energieumverteilung, wie bei der Akupunktur, das ist naturwissenschaftlich erklärbar. Aber der Ursprung der Kraft kommt von Gott, der ihre Hände zu Hilfe nimmt."

> „Die Heilerin hat Kräfte. Aber sie kann nur denen helfen, die daran glauben."

> „Ich weiß nicht, was da wirkt, man muss wohl daran glauben."

> „Die Wirkung kann ich schwer erklären. Man muss nicht daran glauben, das beweist die erfolgreiche Behandlung meines Hundes, der vor mir bei Frau E. behandelt wurde. Vielleicht hat die Behandlung keine Wirkung, wenn man sich verspannt."

Die Zufriedenheit mit der Behandlung durch die Heilerin war deutlich höher als mit schulmedizinischen oder anderen alternativen Behandlungen. Die bisher genutzten Verfahren waren vor allem Homöopathie, Akupunktur, Neu-

raltherapie, Kuren, Ernährungsumstellung, Massage, Bachblüten. 37 Prozent
waren wegen ihrer Beschwerden schon bei einem Heilpraktiker, 30 Prozent
bei Ärzten, die alternative Verfahren einsetzen. 76 Prozent der Patienten waren mit den Behandlungen bei Frau E. sehr zufrieden oder zufrieden (vs.
25 Prozent bei der Schulmedizin und 55 Prozent bei sonstigen alternativen
Verfahren). 12 Prozent waren mit der Heilerin unzufrieden bis sehr unzufri-
den (vs. 48 Prozent bei der Schulmedizin und 35 Prozent bei anderen alternativen Heilverfahren). Auf die Frage, was ihnen am meisten geholfen habe,
nannten die meisten Patienten (43 Prozent) die Heilerin, 30 Prozent entschie-
den sich für eine Kombination aus Heilerin, Schulmedizin und sonstigen Verfahren. Für 18 Prozent half am meisten die Schulmedizin und für nur 6 Prozent weitere alternative Behandlungen. 5 Prozent meinten, dass ihnen bisher
keine Behandlung geholfen habe.

Fast die Hälfte der Patienten war unzufrieden mit den bisherigen schulmedizinischen Behandlungen. Die Patienten monierten besonders die Mas-
senabfertigung, den Zeitmangel, das Gefühl, nicht als Person wahrgenommen
zu werden, sondern als ein Fall unter vielen anderen. 17 Prozent berichteten
spontan von ärztlichen Fehldiagnosen, die für einen Teil ihrer aktuellen Beschwerden verantwortlich seien, 63 Prozent nannten Nebenwirkungen bei der
Einnahme der verordneten Medikamente. Andererseits machten 65 Prozent
der Patienten differenzierte Aussagen zur Schulmedizin. Sie nannten durchaus auch positive Erfahrungen mit Ärzten und Pflegepersonal, die sich Zeit für
sie nahmen, Fragen geduldig und verständlich beantworteten und die ihnen
auch helfen konnten. Für die meisten Patienten ist die Schulmedizin unent-
behrlich, besonders bei akuten Erkrankungen, dennoch sind viele mit ihren
chronischen Beschwerden an die Grenzen der „schulischen" Behandlungs-
möglichkeiten gestoßen. Von einer grundsätzlichen Ablehnung der Schulmedizin kann bei einer Mehrheit der Patienten der Heilerin nicht die Rede sein.

Insgesamt wurde wenig Kritik an den Behandlungen der Heilerin geäußert, dennoch bejahten immerhin 38 Prozent die Frage, ob es irgendetwas
Enttäuschendes für sie bei den Behandlungen gegeben habe. Erwähnt wurde
vor allem, dass die Behandlungen nicht die erwartete Symptomlinderung
brachten. Die Behandlung selbst wurde nur in Ausnahmefällen kritisiert; in
der Regel honorierten auch jene Patienten, bei denen es zu keiner Symptom-
besserung kam, dass sich die Heilerin Mühe gab, vor allem dass sie sich für
jeden Patienten eine volle Stunde Zeit nahm. Vereinzelt wurde Kritik an der
Höhe der Kosten geäußert. Das Honorar für eine Behandlungsstunde betrug
umgerechnet 50 bis 75 Euro (die Untersuchung fand im Jahre 1996 statt).
Dabei ist zu berücksichtigen, dass Frau E. nach einem Fernsehauftritt, der zu
einem starken Zulauf an Patienten führte, ihren Tarif von 50 auf 75 Euro er-
höhte, allerdings nur bei den neuen Patienten. Für die meisten Patienten waren dies hohe Ausgaben im Verhältnis zu ihren Einkünften. Dennoch hielten
die meisten diese Ausgaben für gerechtfertigt; lediglich 17 Prozent fanden,
das Geld hätten sie sich sparen können.

Die hier dargestellten Erfahrungen von Patienten einer Heilerin können nur begrenzt verallgemeinert werden. Sie hängen von der Zusammensetzung der Klientel (soziodemografische Merkmale, gesundheitliche Beschwerden), von den Überzeugungen der Patienten und der Heiler bzw. deren Behandlungsweisen ab. Bezüglich der Behandlungsergebnisse bei Heilerin E. lassen sich gewisse Parallelen zu Forschungsergebnissen zum Therapeutic Touch finden:[6] In einer randomisierten Studie untersuchten Wissenschaftler der University of Minneapolis die Wirkungen von therapeutischer Massage (MT) und Healing Touch (HT) im Vergleich mit bloßer Anwesenheit oder Standardpflege bei 230 Patienten. Die Studie ergab, dass „MT und HT wirkungsvoller bei Schmerzreduzierung, Beeinträchtigung der Gemütsverfassung und Müdigkeit bei Patienten nach einer Chemotherapie gegen Krebs sind als die bloße Anwesenheit oder Standardpflege" (POST-WHITE 2003).[7]

Eine neuere randomisierte Studie aus Großbritannien mit 200 ambulant behandelten Patienten mit gastroenterologischen Beschwerden (Reizdarmsyndrom und chronisch-entzündliche Darmerkrankungen), die neben der konventionellen Behandlung jeweils fünf einmal pro Woche stattfindende Behandlungen mit Healing Touch erhielten, zeigte im Vergleich zur Kontrollgruppe signifikante Besserungen der Symptomatik und der Lebensqualität, die auch noch nach sechs Monaten anhielten (LEE *et al.* 2017).

Festzuhalten ist, dass unter kontrollierten Bedingungen (einer weitgehenden Beschränkung der Behandlung auf das Handauflegen) eindeutig positive Auswirkungen auf das Wohlbefinden von Patienten zu verzeichnen sind.

## Erklärungsansätze über die Wirkweise spiritueller Heilverfahren

In der älteren Literatur werden folgende Erklärungsansätze angeführt:

- Suggestion und Placeboeffekt
- Spontanremission
- psychologische Wirkfaktoren: Die Behandlung löst Einstellungs- und Verhaltensänderungen bei den Klienten aus
- paranormale Wirkkräfte

Der Einfluss paranormaler Kräfte wurde in einer Reihe von Experimenten mit Fernheilung im Doppelblindversuch überprüft (Patienten werden z.B. ohne ihr Wissen über einen Einwegspiegel von einem Heiler behandelt). Die

6    Healing Touch oder Therapeutic Touch ist ein nichtreligiöses energetisches Heilverfahren, das Anfang der 1970er-Jahre von einer Professorin der Krankenpflege an der New York University, Dolores Krieger, und Dora Kunz entwickelt wurde. Das Verfahren fußt auf der Annahme, dass durch die Berührung mit Händen Veränderungen im Energiesystem des Körpers beeinflusst werden können. Es wird vor allem als komplementäre Therapie im Krankenhaus eingesetzt und soll die Beziehung zwischen Pflegenden und Patienten fördern. Es ist nicht bekannt, inwieweit Therapeutic Touch in Krankenhäusern in Deutschland eingesetzt wird.
7    Zu weiteren Forschungsergebnissen zum Healing Touch vgl. ULLMANN 2006: 127–129.

Studien führten zu keinen eindeutigen Ergebnissen. In einer Metaanalyse kam Ernst zu folgendem Schluss: „Trotz methodischer Einschränkungen, die wir festgestellt haben, zeigten ungefähr 57 Prozent (13 von 23) der randomisierten, placebo-kontrollierten Versuche über Distanzheilungen ... einen positiven Behandlungserfolg" (ASTIN, HARKNESS, ERNST 2000: 910). In einer späteren Analyse stellte der Autor fest, dass neue Studien in die Richtung deuten, dass Distanzheilung nicht über den Placeboeffekt hinausgehe (ERNST 2003).

Jedenfalls zeigten die bisherigen Studien, dass die persönliche Gegenwart des Heilers oder die Sicherheit bzw. Vermutung des Patienten, dass ein Heilungsversuch stattfindet, wesentlich zur Verbesserung der Befindlichkeit beitragen.

Teut et al. haben in einer ausführlichen qualitativen Studie zum spirituellen Heilen mögliche Outcomes aus emischer und etischer Perspektive dargestellt. Dazu gehören Konzepte der Konstruktion von Bedeutung, Ressourcenaktivierung und die Nutzung der Erwartungen der Patienten. Das Herstellen von Bedeutung schließt an das Meaning-Modell der Placeboreaktion von Brody („Positive Care Effekte") bzw. das Konzept des kognitiven Reframing (Watzlawick) an. Ressourcenaktivierung ist an die Bedeutung positiver Kognition, aber auch positiver Emotionen geknüpft, die in der neueren Psychologie als Katalysatoren beim Coping und beim Auslösen von Heilungsprozessen gelten. Als besonderes Merkmal wird die Aktivierung spiritueller oder transzendenter Ressourcen herausgestellt („Verbindung mit transzendenten Quellen"). Die triadische Beziehung zwischen Klient, Heiler und dem Transzendenten ermögliche dem Behandler ein empathisches Verständnis des Klienten unter gleichzeitiger Wahrung einer persönlichen Distanz. Positive Erfahrungen und Emotionen der Klienten während der Behandlung könnten auch zu einer Änderung des „Kohärenzgefühls" führen (Salutogenesemodell von Antonovsky). Bei der spirituellen Heilung spiele eine Stärkung des Vertrauens, dass man Hilfe von anderen Personen oder von spirituellen Kräften erhält, wenn die eigenen Ressourcen erschöpft sind, eine besondere Rolle (TEUT *et al.* 2014).

Man kann auch argumentieren, dass die geistige Heilung zutiefst persönliche, spirituelle Bedürfnisse der Klienten befriedigen kann (nicht muss). Diese persönlichen Bedürfnisse der Klienten werden durch das schulmedizinische System oft nicht wahrgenommen und demnach auch nicht befriedigt. Nicht etwa weil das System ineffizient wäre, sondern weil es die Befriedigung dieser Bedürfnisse nicht als seine Aufgabe sieht: Die Erfahrung von Nähe und Zuwendung, das Teilen von Schmerz und Leid, die Suche nach dem Sinn der Krankheit, die wiederkehrenden Rituale, die Unterstützung bei ganzheitlicher Lebensveränderung, die Aufrechterhaltung des „Prinzips Hoffnung", die Uminterpretation des Todes – als neuer Anfang oder Fortsetzung des Lebens in anderer Gestalt –, die spirituelle Begleitung des Schwerkranken und Sterbenden auch über dessen Tod hinaus, all diese Erfahrungen im Umgang mit Krankheit, Leid und Tod werden von der Schulmedizin, mitunter auch peinlich berührt, gemieden (OBRECHT 1999: 10). Allerdings entsteht hier zurzeit eine gewisse Gegenbewegung innerhalb der Medizin im Rahmen der Palliativmedizin und Hospizbewegung (MEZGER 2018).

## Ethische Fragen

Obwohl Patienten in vielen Fällen von geistigen Heilbehandlungen zu profitieren scheinen, kann es dennoch auch zu Schädigungen kommen. Diese Gefahr ist keineswegs auf die Geistheilung beschränkt, auch in anderen Bereichen der Komplementär- bzw. Alternativmedizin können Patienten Schaden erleiden. Zum Schutz vor Missbrauch haben sowohl englische als auch deutsche Verbände für Geistige Heilung mehr oder weniger detaillierte Berufskodizes erstellt, die deren Mitglieder unterzeichnen müssen. Diese ethischen Richtlinien müssten auch Bestandteil der Ausbildung von Heilern bei Verbänden sein. Eine Sensibilisierung für ethische Fragen im Rahmen der Ausbildung von Heilern und Heilerinnen ist grundsätzlich zu begrüßen. Allerdings stellt sich die Frage, inwiefern die Einhaltung der ethischen Standards kontrolliert wird. Zudem gibt es zahlreiche Heiler, die nicht Mitglieder eines Verbandes sind. Listen von Kriterien für seriöses Heilen bzw. zur Identifizierung von Scharlatanen finden sich auch in Veröffentlichungen von Beratungsstellen (z. B. bei der parapsychologischen Beratungsstelle Freiburg, Sektenberatungsstelle Nordrhein-Westphalen).[8] Letztlich sind es die Klienten, die darüber urteilen, wie gut sie bei einem spirituellen Heiler aufgehoben sind und inwiefern sie von den Behandlungen profitieren. Dies stellt jedoch mitunter eine Überforderung dar, weshalb ein Beratungsgespräch mit dem behandelnden Arzt, (Krankenhaus)seelsorger oder anderen hier Orientierung geben kann (siehe den letzten Abschnitt dieses Beitrags).

Grundsätzlich können die alternativen Heilbehandlungen nach denselben ethischen Prinzipien, die im biomedizinischen Bereich zur Anwendung kommen, bewertet werden (BEAUCHAMP, CHILDRESS 1994):

–   Respekt der Autonomie des Patienten
–   das Prinzip des Nichtschadens (nonmaleficence)
–   das Prinzip des Wohltuns (oder Nutzen) (beneficence)
–   das Prinzip der Gerechtigkeit (justice)

Die Prinzipienethik hat sich trotz gewisser Mängel (so ist die relative Gewichtung der Prinzipien nicht vorgegeben) im Rahmen von Ethikberatungen als Suchmatrix bei der Identifizierung ethischer Konflikte und bei der Strukturierung der Problembearbeitung im Bereich der klinischen Medizin als hilfreich erwiesen. In diesem Beitrag soll sie im Sinne einer Suchmatrix zur allgemeinen ethischen Orientierung und zur präziseren ethischen Begründung von Kriterien für seriöses Heilen eingesetzt werden.

---

8   2010 veröffentlichte das „Dialogforum Pluralismus in der Medizin" einen an Ärzte adressierten Beitrag über seriöses Therapieren, der auch die Verpflichtung zu Wissenschaftlichkeit betont (KIENE, HEIMPEL 2010).

*Respekt der Autonomie bzw. Selbstbestimmung des Patienten*

Nach dem Autonomieprinzip steht jeder Person das Recht zu, ihre eigenen
Ansichten zu haben, eigene Entscheidungen zu treffen und nach den eigenen
Wertvorstellungen zu handeln. Es beinhaltet nicht nur negative Freiheitsrechte
im Sinne von Freiheit von äußerem Zwang und manipulativer Einflussnahme,
sondern auch ein positives Recht auf Förderung der Entscheidungsfähigkeit.
Daraus folgt, dass der Arzt bzw. der Heiler nicht nur die (negative) Verpflichtung hat, die Entscheidungen des Patienten zu respektieren, sondern auch die
(positive) Verpflichtung, den Entscheidungsprozess selbst beispielsweise durch
eine sorgfältige, auf die Bedürfnisse des Patienten zugeschnittene Aufklärung
zu unterstützen.

Das Autonomieprinzip findet seinen Ausdruck in der Forderung des infor-
mierten Einverständnisses (informed consent) wie auch in der Prozedur der
gemeinsamen Entscheidungsfindung (shared decision making). In der Medizin muss jede diagnostische oder therapeutische Maßnahme durch die aus-
drückliche Einwilligung des Patienten legitimiert werden.

Auch spirituelle Heiler müssen die Autonomie ihrer Patienten wahren.
Insbesondere sollen sie keinen Druck ausüben, Sitzungen bei ihnen zu begin-
nen und fortzusetzen. Die Patienten sollen auch nicht manipuliert oder subtil
beeinflusst werden, beispielsweise durch unaufgefordert vorgelegte Dankes-
schreiben oder Zeitungsartikel.

Der Patient soll beim ersten Kontakt über den voraussichtlichen Ablauf
der Sitzungen, deren Dauer und Häufigkeit sowie das eventuelle Honorar informiert werden. Fragen des Patienten sollten direkt und ohne Ausflüchte be-
antwortet werden.

Zum Respekt der Patientenautonomie gehört ebenso die Einhaltung der
Schweigepflicht. Namen, Diagnosen und sonstige persönliche Daten der Klienten sind vertraulich zu behandeln.

Ferner ist eine partnerschaftliche, unterstützende Beziehung zu dem Patienten eher geeignet, dessen Selbstbestimmung zu achten und zu fördern, als
eine autoritativ-paternalistische Haltung.


*Das Prinzip des Nichtschadens (nonmaleficence)*

Der Arzt/Behandler soll dem Patienten keinen Schaden zufügen, schädigende
Eingriffe sollen unterlassen werden.

Im Bereich der Geistheilung kann man hier zwei grundsätzliche Möglichkeiten von Schädigung ausmachen:

1. indirekte Schädigung des Patienten durch das Unterlassen einer wirksamen Therapie,
2. direkte Schädigung durch die Behandlung.

1. Zur indirekten Schädigung durch Unterlassen einer wirksamen Therapie:

Grundsätzlich sollte der Heiler in seinem Selbstverständnis nicht in Konkurrenz zu ärztlichen Maßnahmen arbeiten, sondern komplementär. Deshalb ist er gehalten, den Klienten aktiv darüber aufzuklären, dass er die Tätigkeit eines Arztes nicht ersetzen kann, und sich zu versichern, dass der Klient bereits einen Arzt aufgesucht hat oder so bald wie möglich aufsuchen wird.

Vor längerer Zeit ereignete sich ein prominenter Fall in den Niederlanden:

1999 wurde bei der bekannten Schauspielerin Sylvia Millecam Brustkrebs diagnostiziert. Obwohl sie einige Ärzte konsultiert hatte, entschied sie sich gegen weitere schulmedizinische Behandlungen. Möglicherweise spielte dabei die Erfahrung mit ihrem Vater eine Rolle, der trotz regulärer Therapien an seinem Krebsleiden verstarb.[9] Bis zu ihrem Tod im Jahre 2001 war Sylvia Millecam bei 28 verschiedenen alternativen Therapeuten in Behandlung, u.a. bei einer Geistheilerin und bei Ärzten, die Elektroakupunktur und „Salztherapie" einsetzten. Mehrfach hatte man ihr mitgeteilt, dass sie nicht Krebs habe, sondern eine bakterielle Infektion. Schließlich verstarb sie an dem letztlich unbehandelten Brustkrebs.

2007 wurden drei Ärzte, die Millecam mit alternativen Methoden behandelt hatten, verurteilt. Zwei von ihnen erhielten ein lebenslängliches Berufsverbot, der Dritte ein Berufsverbot für ein Jahr (SHELDON 2004, 2006).[10] Ob die Geistheilerin auch angeklagt wurde, ist nicht bekannt. Dabei war die Anzeige von der Ärztekammer erstattet worden und nicht von der Familie der Patientin.

Das Beispiel verdeutlicht eine weitere Gefährdung von Patienten durch das Stellen von alternativen und falschen Diagnosen.

Heiler sollten keinerlei Diagnosen stellen, weder medizinische noch wie auch immer geartete spirituelle (z.B. durch das Sehen oder Fühlen einer Aura), denn dadurch könnten sie den Eindruck vermitteln, Krankheiten zuverlässig und präzise zu erkennen. Zudem sollten sie den Eindruck vermeiden, als übten sie Therapie in dem Sinne aus, dass sie bestimmte Leiden kurieren. Behandler mit einer ausgeprägt medizinkritischen Haltung bezeichnen bisweilen bestimmte Krankheiten wie Krebs und Aids als „Erfindungen des medizinisch-pharmazeutischen Komplexes".

Der Heiler sollte sich darüber im Klaren sein, dass er auch indirekt suggerieren kann, eine schulmedizinische Behandlung zu ersetzen, indem er den Klienten in Abhängigkeit bringt:

9   Dies scheint häufiger ein Motiv für Patienten zu sein, von vornherein auf eine schulmedizinische Behandlung zu verzichten. Im Rahmen meiner Interviews mit Patienten einer Heilerin traf ich eine Patientin mit Brustkrebs, die schilderte, dass ihr das Leiden ihrer ebenfalls an Brustkrebs erkrankten Schwägerin an den Nebenwirkungen der Behandlungen sehr nahegegangen sei. Trotz aller Bemühungen war diese verstorben, weshalb die Patientin von Anfang an jegliche schulmedizinische Therapie für sich ablehnte.

10  Vgl. http//en.wikipedia.org/wiki/Sylvia_Millecam; http//de.wikipedia.org/wiki/Sylvia_ Millecam.

- Er sollte niemals Heilung oder auch nur Linderung versprechen,
- sich nicht als „Wunderheiler" präsentieren (hier sind auch die Massenmedien mit ihrer Tendenz zu Sensationsberichten über Wunderheilungen
  gefordert),
- er sollte alles vermeiden, was einen Hilfesuchenden veranlassen könnte,
  ärztliche Konsultationen/Behandlungen hinauszuzögern oder zu unterlassen, zu unterbrechen oder abzubrechen. Er sollte keine Arzneimittel empfehlen und sich jeglichen Ratschlags enthalten, Arzneimittel abzusetzen
  oder anders einzunehmen als ärztlich verordnet.

Dies bedeutet nicht, dass ein Behandler einen Patienten nicht dabei unterstützen kann, dem behandelnden Arzt Fragen zu stellen, an der Behandlung
zu zweifeln, gegebenenfalls den Arzt zu wechseln, wenn er sich nicht gut aufgehoben fühlt, oder eine Zweitmeinung einzuholen. Dabei sollte der Impuls
allerdings von den Eindrücken des Patienten ausgehen und nicht von einer
grundsätzlich medizinkritischen Haltung des Behandlers.

- Medikamente, Nahrungsergänzungsmittel und Naturheilmittel (auch Ho-
  möopathika, Bachblüten, Tees oder Ähnliches) sollten weder empfohlen
  noch verordnet, noch verabreicht werden.

2. Zur direkten Schädigung der Patienten durch die Behandlung:

In der Regel ist davon auszugehen, dass Verfahren der Geistheilung, soweit sie
weder medikamentös noch manipulativ-invasiv auf den Patienten einwirken,
zu keiner unmittelbaren körperlichen Patientenschädigung führen. Dennoch
besteht die Gefahr einer negativen psychischen Beeinflussung, beispielsweise
durch problematische Krankheitskonzepte wie die Vorstellung, eine Krankheit sei durch den Teufel, schwarzmagische Praktiken, ein schlechtes Karma
oder durch eigene Schuld verursacht. Nach Angaben von Beratungsstellen
können solche Konzepte zu psychischen Beeinträchtigungen (Ängsten, schweren Schuldgefühlen) und zu Abhängigkeiten der Patienten führen (LUCADOU
2003).[11] Mitunter komme es sogar zu schwarzmagischen Erpressungsversu-
chen von Patienten, um sie dazu zu bewegen, sich in Behandlung zu begeben
oder eine Behandlung fortzusetzen.
    In dieser Hinsicht stimmen die Aussagen von Heilern im Rahmen einer
Fragebogenstudie der Autorin bedenklich: Gut die Hälfte der befragten Heiler sehen die Ursache von Krankheiten in der Haltung des Patienten („Hass
und Neid", „Falsche Einstellung zum Leben"). Ein Drittel führt Misserfolge
der eigenen Behandlungen auf Haltungen oder auf den mangelnden Glauben
des Patienten zurück. Der Begriff des Karma wird ebenfalls von einem Drittel

11  Dass derartige Vorstellungen unter Geistheilern verbreitet sind, zeigt die Untersuchung
    des Medizinethnologen und -soziologen Andreas Obrecht bei Heilern in Österreich.
    Vgl. OBRECHT 1999; WOLF-BRAUN 2003.

der Heiler als Misserfolgsursache genannt.[12] Man könnte dies auch als Strategie der Selbstimmunisierung gegenüber Misserfolgen interpretieren.

In Zusammenhang mit möglichen Schädigungen ist auch der Exorzismus kritisch zu betrachten. Erinnert sei hier an den Fall der Studentin Anneliese Michel (Fall Klingenberg), die unter Epilepsie litt. Sie war von katholischen Priestern mehrfach exorziert worden und starb 1976 an den Folgen von Entkräftung und Unterernährung. In der Folge kam es zu einer von der Deutschen Bischofskonferenz angestoßenen kritischen innerkirchlichen Auseinandersetzung mit dem Exorzismus, die allerdings bisher nur begrenzt Erfolg hatte. Jedenfalls führte die Intervention – zumindest in Deutschland – zu einer größeren Zurückhaltung bei der Durchführung des „großen" Exorzismus in der imprekativen Form (Befehl an Satan im Namen Christi, sich von der Person zurückzuziehen). An erster Stelle steht jetzt eine fürbittende oder deprekative Form des Exorzismusgebetes (Gott wird im Namen Christi gebeten, dass der Teufel von der gequälten Person ablässt), die immer angewandt werden muss.

Es fällt auf, dass es zu dieser Frage kaum empirische Untersuchungen gibt, abgesehen von Einzeldarstellungen gelungener oder misslungener Formen des Exorzismus. Im Gegensatz zur systematischen Überprüfung von Wunderheilungen existiert jedenfalls keine entsprechende Einrichtung zur Überprüfung der (Langzeit-)Effekte von Teufelsaustreibungen innerhalb der katholischen Kirche.[13]

Immerhin soll es beispielsweise allein in Italien über 300 offiziell von den Bischöfen bestellte Diözesanexorzisten geben, und der 2016 verstorbene „vatikanische Chefexorzist" Pater Gabriele Amorth sprach in aller Öffentlichkeit davon, dass er in seinem Leben bereits über 40.000 Exorzismen durchgeführt habe (SINGER 2006: 260).

Exorzismus wird auch in der evangelikalen und charismatischen Bewegung praktiziert, die sich weltweit zunehmend ausbreitet. Die evangelikale Bewegung ist ein transkonfessioneller Zweig des protestantischen Christentums, dessen theologische Überzeugungen in der starken Orientierung an der Heiligen Schrift, der Mission und Evangelisation und der baldigen Erwartung der Wiederkunft Christi liegen (KRENZLIN 2007: 44).[14] Die charismatische Bewegung entstammt dem Erweckungschristentum pfingstlerischer Prägung, die stark die Erfahrensunmittelbarkeit des Wirkens des Heiligen Geistes betont, über die Grenzen der Kirchen und Konfessionen hinweg (KRENZLIN 2007: 44).

In diesen Bewegungen wird an „der unmittelbar dämonologischen Deutung vieler psychischer Syndrome und manchmal sogar organischer Krank-

---

12  Die Untersuchung beruht auf den Fragebogenantworten von 214 Heilern aus Deutschland. Vgl. BINDER, WOLF-BRAUN 1995.
13  So registriert ein Ärztebüro bzw. eine Ärztekommission in Lourdes seit 1858 ca. 7.000 Wunderheilungen, von denen insgesamt 67 kirchlich anerkannt sind, wobei die ärztlichen Anerkennungen mit der Zunahme an wissenschaftlichen Ansprüchen zurückgehen, vgl. BECK 2005.
14  Vgl. die ausführlichen Untersuchungen von CSORDAS 1994 und CUNEO 2001 über die Wurzeln der charismatischen Bewegung im nordamerikanischen Raum.

heiten" festgehalten (KRENZLIN 2007: 44). Es kommt zu einer enormen Ausweitung des Besessenheitsbegriffes (LEMHÖFER 2006: 268).

Als dämonisch bedingt werden u. a. gedeutet:

- hartnäckige Krankheiten und Funktionsstörungen, die auf ärztliche Behandlung nicht ansprechen, nicht zuletzt Suchtkrankheiten („Magersucht schließt … immer einen destruktiven Geist mit ein"),
- „schwere moralische Verfehlungen" wie Abtreibung, okkulte Praktiken, nicht nur einer bestimmten Person, sondern auch ihrer Vorfahren und Verwandten (dazu zählt auch der Gebrauch alternativer Medizin wie Homöopathie und Akupunktur),
- „jede Form einer zwanghaften sexuellen Anomalie: Selbstbefriedigung, Ehebruch, Unzucht, Homosexualität, lesbische Liebe, Effemination" (PRINCE 2000: 32).

Eine häufige Ursache für dämonische Besessenheit liegt nach diesem Konzept in einer besonderen Verletzbarkeit, die durch traumatische Ereignisse in der Vergangenheit verursacht ist. Beispielsweise könne ein sexueller Missbrauch in der Kindheit einen Einstieg für den sogenannten Dämon „Lust" darstellen.

Anzeichen einer Besessenheit ist die dämonische Krise, die sich in Ablehnung religiöser Symbole, im Fallen und Winden auf dem Boden, in Knurren, Schreien, Gotteslästerung, Bedrohungen, Gewalttätigkeit und übermenschlichen Kräften manifestieren kann. Heilung ist in solchen Fällen angeblich durch Exorzismus, Befreiungsdienst oder -gebet entweder in großen Gottesdiensten oder in privaten Gebetsgruppen erreichbar. In einem ersten Schritt muss der Name des Geistes erkannt bzw. die Geister unterschieden werden. Ist die Identität des Dämons oder der Dämonen bekannt, kann er durch das sogenannte „Prayer of command" zum Ausfahren gezwungen werden. Der Erfolg des Befreiungsgebetes kann in den Manifestationen des ausfahrenden Geistes und/oder im plötzlichen Wegfall der Symptome beobachtet werden. Eine andere Methode ist das symbolische Durchtrennen der „ancestral bonds", bei dem Verstrickungen innerhalb der Blutlinie gelöst werden sollen. Hier spielt offenbar das Konzept einer möglichen Anhaftung durch die Geister verstorbener Familienangehöriger eine Rolle.

Die charismatische Bewegung sieht sich aufgrund ihrer erhöhten spirituellen Sensitivität als besonderes Ziel dämonischer Angriffe. Sie deutet diese Attacken als bestätigendes Zeichen, dass der Teufel sie als größte Gefahr für sein Reich ansehe, weshalb sie mit ihren Befreiungsdiensten auf dem richtigen Weg sei (KRENZLIN 2007: 45).

Lemhöfer zufolge „trifft sich die charismatische Bewegung mit den Intentionen vieler vor allem pfingstlerisch geprägter Kirchen in der Dritten Welt, die dem entweder noch lebendigen oder erneut wachsenden Hexen- und Dämonenglauben in ihrer Umwelt nicht durch Aufklärung, sondern durch Entfaltung exorzistischer Gegenmacht begegnen wollen. Und dies durchaus mit dem Anspruch, das schlaff gewordene christliche Abendland zu dieser Weltsicht zu bekehren" (LEMHÖFER 2006: 269).

Einen weiteren kritischen Aspekt stellt die nicht nur, aber auch in bestimmten katholischen kirchlichen Milieus vertretene Ursachenerklärung „Verhexung" dar. Dies kann zur Stigmatisierung Dritter, der Hexerei verdächtigter Personen, führen. Überzeugungen, die dazu geeignet sind, Menschen zu diskriminieren und ihnen sonstigen Schaden zuzufügen (Vorwurf der Hexerei, Besessenheit als Strafe für Verfehlungen der Betroffenen) sollten infrage gestellt werden.[15]

Dennoch können Schutzrituale und zur Not vielleicht auch Exorzismen Personen helfen, die sich von bösen Mächten oder negativen Energien bedroht fühlen, vor allem wenn diese Vorstellungen bereits stark kulturell verankert sind.

Jedenfalls sollte ein seriöser Heiler bereit sein zu Selbstreflexion und Selbstkritik und sensibel für potenziell schädliche Konzepte und Interventionen.

Heinz und Pankow weisen darauf hin, dass kritische antikoloniale und antihierarchische Diskurse bei den Bemühungen, den Exorzismus wiederauferstehen zu lassen, gänzlich fehlen. Das Moralisieren von Verhalten, das Verurteilen sozialer und sexueller Diversität und die Unterwerfung von Individuen unter rigide Normalitätskonzepte bedeuten einen Rückfall in das 19. Jahrhundert hinter kritische historische Entwicklungen. Es sei notwendig, kritische Theorien zu revitalisieren, um reaktionären Tendenzen in aktuellen westlichen Gesellschaften zu begegnen und die Dämonisierung bzw. den Ausschluss von Subjekten mit außergewöhnlichen Erfahrungen oder diversen sexuellen Orientierungen abzuwehren (HEINZ, PANKOW 2017: 64).

*Das Prinzip des Wohltuns (oder Nutzens) (beneficence)*

Es verpflichtet dazu, dem Patienten bestmöglich zu nutzen und sein Wohl zu fördern. Dies umfasst die Verpflichtung, Krankheiten zu behandeln bzw. präventiv zu vermeiden und die Beschwerden des Patienten zu lindern. In der traditionellen ärztlichen Ethik galt die Sorge um das Wohl des Patienten als oberstes Gebot (Salus aegroti suprema lex). Sie steht heute weitgehend gleichberechtigt neben den anderen Prinzipien.

In Deutschland darf der Geistheiler keine Heilkunde im gesetzlich definierten Sinne ausüben, sofern er kein Heilpraktiker oder approbierter Arzt ist. Er darf also, wie oben erwähnt, keine Krankheiten behandeln oder diagnostizieren. Hingegen soll er das Wohlergehen des Patienten ebenso wie der Arzt fördern und dem Patienten mit Geduld, Einfühlsamkeit und Anteilnahme begegnen.

---

15  WOLF-BRAUN 2014.

*Das Prinzip der Gerechtigkeit (justice)*

Es fordert eine faire Verteilung von Gesundheitsleistungen. Im Bereich der Alternativmedizin besteht das Problem vor allem darin, dass die Krankenversicherungen für alternative Behandlungen in der Regel nicht aufkommen, dies gilt besonders für die Geistheilung. Wenn die Behandlungen guttun, so ist es ungerecht, wenn finanzschwache Patienten sich diese nicht leisten können. Insofern sollte sich das Honorar des Behandlers in Grenzen halten und seine Hilfsbereitschaft möglichst nicht von den finanziellen Möglichkeiten des Patienten abhängig machen.

## Die Frage der Honorierung geistiger Heilbehandlungen

Auch im Hinblick auf die Bezahlung besteht das Risiko einer Schädigung der Patienten. In unserer Heilerbefragung gab ein Drittel der Heiler an, grundsätzlich kein Geld zu nehmen, ein weiteres Drittel lässt nach eigenen Angaben den Patienten entscheiden, ob und wie viel er geben will. Das letzte Drittel gab an, einen festen Satz zu haben (je nach Art und Dauer der Behandlung zwischen 7 und 75 Euro, im Durchschnitt 45 Euro; die Untersuchung fand allerdings bereits 1994 statt. Dabei ist zu beachten, dass nur 31 Prozent der Heiler der Stichprobe nach eigenen Angaben hauptberuflich heilen, 20 Prozent nebenberuflich und 43 Prozent ehrenamtlich (BINDER, WOLF-BRAUN 1995: 159–160).

Vermutlich ist die eindeutige Vereinbarung eines festen, in der Höhe vertretbaren Honorars die transparenteste Lösung. Gratisbehandlungen oder der Entscheidung des Patienten überlassene Lösungen können zu Verpflichtungen, Abhängigkeiten und Verunsicherungen des Patienten führen.

Zudem sollten nur Tätigkeiten abgerechnet werden, die in Gegenwart des Patienten erfolgen (also nicht bei Fernheilung oder Fürbitte in Abwesenheit des Patienten, deren Häufigkeit und Dauer nicht kontrollierbar sind).

## Wie kann man Patienten beim Umgang mit Geistiger Heilung beraten?

Grundsätzlich sollten potenzielle Berater (z.B. Ärzte, Krankenseelsorger) möglichst gut über Chancen und Risiken dieser Verfahren informiert sein. Dies setzt auch Kenntnisse über entsprechende Studien voraus sowie über psychologische und soziologische Konzepte, die die Effekte und Wirkweisen spirituellen Heilens in einem wissenschaftlichen Kontext verständlich machen (z.B. neueres erweitertes Verständnis des Placebobegriffs, Framingkonzepte, Salutogenese nach Antonovsky). Unabdingbar scheint auch eine persönliche Auseinandersetzung mit und differenzierte ethische Bewertung von bisweilen fremdartig erscheinenden Vorstellungen über Gesundheit, Krankheit und Heilung außerhalb der etablierten Schulmedizin oder Psychologie. Zudem sollte der Berater möglichst respektvoll und unvoreingenommen die Überzeugungen und Erfahrungen des Patienten erkunden.

In meinen Seminaren zu Geschichte und Ethik der Alternativmedizin mit Medizinstudenten löst diese Auseinandersetzung bei manchen Studierenden deutliche Abwehrreaktionen aus. Auf dieser Ebene reagieren auch manche Ärzte, wenn ihnen Patienten von ihren alternativen Heilbehandlungen berichten. Ohnehin informieren nur wenige Patienten ihre Ärzte über anderweitige Behandlungen: Bei meiner Befragung von 70 Patienten einer Heilerin gaben 78 Prozent an, keinen Arzt über die Behandlung bei der Heilerin zu informieren, meist aus der Befürchtung heraus, vom Arzt abgelehnt zu werden. Allerdings fänden es 58 Prozent der Patienten wichtig, dass ihr Arzt über die Behandlung Bescheid weiß. Einzelne Patienten berichteten über spontane negative Reaktionen der Ärzte („Schwachsinn", „Aberglaube", „Geldschneiderei"). Umgekehrt nehmen die Patienten interessierte und unterstützende Reaktionen der Ärzte als besonders vertrauensbildend wahr.

Ein Patient mit multipler Sklerose:

> Der Professor hat sich erkundigt, was die Heilerin genau macht. Dann hat er mir empfohlen, weiter zu ihr zu gehen. Ich habe sehr großes Vertrauen zu ihm.[16]

Eine Reflexion der starken Emotionen, die bei der Konfrontation mit fremden, irritierenden Einstellungen auftreten, kann helfen, Ambivalenzfähigkeit zu entwickeln, die Fähigkeit, behutsam gemeinsam mit dem Patienten Chancen und Risiken der Geistheilung auszuloten.

## Zusammenfassung

In dem vorliegenden Beitrag werden Kriterien für seriöses spirituelles Heilen im Kontext der Prinzipienethik (Beauchamp & Childress) dargestellt: Respekt der Autonomie des Patienten, Nichtschaden, Wohltun (Nutzen) und Gerechtigkeit. Da spirituelles Heilen ein breites Spektrum an unterschiedlichen Praktiken und Überzeugungen umfasst, müssen differenzierte Bewertungen vorgenommen werden.

## Literatur

ANTONOVSKY A. 1997. *Salutogenese. Zur Entmystifizierung der Gesundheit.* FRANKE A. (Ed). Expanded German Edition. Tübingen: dgvt.

ASTIN J., HARKNESS E., ERNST E. 2000. The Efficacy of „Distant Healing". A Systematic Review of Randomized Trials. *Annals of Internal Medicine* 132: 903–910.

BEAUCHAMP T. L., CHILDRESS, J. F. 1994. *Principles of Biomedical Ethics.* New York/Oxford: Oxford University Press.

BECK A. 2005. *Wunderheilungen in der Medizin?* Konstanz: Clio-Verlag.

16  BINDER, WOLF-BRAUN 1997: 192.

BINDER M., WOLF-BRAUN B. 1995. Geistheilung in Deutschland I. Ergebnisse einer Umfrage zum Selbstverständnis und zur Arbeitsweise Geistiger Heiler und Heilerinnen in Deutschland. *Zeitschrift für Parapsychologie und Grenzgebiete der Psychologie* 37 (3/4): 145–177.

BINDER M., WOLF-BRAUN B. 1997. Geistheilung in Deutschland II. Teilnehmende Beobachtung bei zwei Heilern und Befragung ihrer Patienten. *Zeitschrift für Parapsychologie und Grenzgebiete der Psychologie* 39: 183–218.

CUNEO M. 2001. *American Exorcism: Expelling Demons in the Land of Plenty.* New York: Broadway.

CSORDAS T. 1994. *The Sacred Self: A Cultural Phenomenology of Charismatic Healing.* Berkeley: University of California Press.

ERNST E. 2003. Distant healing – an „update" of a systematic review. *Wiener klinische Wochenschrift* 115: 241–245.

HEINZ, A., PANKOW A. 2017. Return of the Religious: Good Shamanism and Bad Exorcism. In ASU H., LITTLEWOOD R., STEINFORTH A. S. (Hg.) *Spirit & Mind. Mental Health at the Intersection of Religion & Psychiatry.* Münster/Hamburg/London: LIT: 57–65.

KEUPP H. 1988. Riskante Chancen. *Das Subjekt zwischen Psychokultur und Selbstorganisation.* Heidelberg: Asanger.

KIENE H., HEIMPEL, H. 2010. Was ist seriöses Therapieren? *Deutsches Ärzteblatt* 107, 12: 548–550.

KRENZLIN M. 2007. *Exorzistische Handlungskonzepte in Beratung, Seelsorge und Therapie.* Hamburg: LIT

LEE R.T., KINGSTONE T., ROBERTS L., EDWARDS S., SOUNDY A., SHAH P.R., HAQUE M.S., SINGH S. 2017. A pragmatic randomised controlled trial of healing therapy in a gastroenterology outpatient setting. *European Journal of Integrative Medicine* 9: 110–119.

LEMHÖFER L. 2006. Befreiungsdienst im Kontext evangelikaler und charismatischer Frömmigkeit. *Materialdienst der Evangelischen Zentralstelle für Weltanschauungsfragen* 7: 267–269.

LINK-INSTITUT FÜR MARKT- UND MEINUNGSFORSCHUNG. 1992. *Mehrthemenbefragung „Geistheiler".* Luzern: Link-Institut.

LUCADOU W. von. 2003. *Verhexung. Erfahrungen einer parapsychologischen Beratungsstelle.* In BRUCHHAUSEN W. (Hg). *Hexerei und Krankheit. Historische und ethnologische Perspektiven.* Münster/Hamburg/London: LIT: 195–218.

MARSTEDT G., MOEBUS S. 2002. *Inanspruchnahme alternativer Methoden in der Medizin.* In ROBERT-KOCH-INSTITUT (Ed.): *Gesundheitsberichterstattung des Bundes,* Heft 9, Berlin: Muk.

MEZGER M. 2018. *Religion, Spiritualität, Medizin. Alternative Religiosität und Palliative Care in der Schweiz.* Bielefeld: transcript.

MOCZYNSKI W. 2009. *Spirituelle Heilung als alternative, komplementäre und integrative Therapie. Eine potenziell gefährliche Gratwanderung.* In HAKER H., BENTELE K., MOCZYNSKI W., WANDERER G. (Hg). *Perspektiven der Medizinethik in der Klinikseelsorge.* Berlin: LIT: 209–247.

NAGEL G. 1995. Der Krebspatient zwischen Schulmedizin und Alternativmedizin – Therapiekonzepte. *Archives of Gynecology and Obstetrics* 257: 283–294.

OBRECHT A. 2003. *Die Welt der Geistheiler. Die Renaissance magischer Weltbilder.* Wien: Böhlau.

POST-WHITE, J., Kinney, M.E., Savik, K. *et al.* 2003. Therapeutic Massage and Healing Touch Improve Symptoms in Cancer. *Integrative Cancer Therapy* 2: 332–344.

PRINCE D. 2000. *Biblische Grundlagen für den Befreiungsdienst. Anleitung zum Befreiungsdienst an Kindern und Jugendlichen.* Solingen: Bernard (Gottfried).

SCHLEIP H. 1980. *Zur Praktik des Handauflegens durch Heiler. Fragebogenuntersuchung.* Diss. med., Freiburg i.Br.

SCHNELTING K. 1986. *Geistige Heilung.* Dokumentation einer Sendereihe des ZDF. Freiburg i.Br.

SCHOUTEN S.A. 1992/93. Psychic Healing and Complementary Medicine. *European Journal of Parapsychology* 9: 35–91.

SHELDON T. 2004. Netherlands to Crack Down on Complementary Medicine. *British Medical Journal* 326: 485.

Sheldon T. 2006. Dutch Doctors Suspended for Use of Complementary Medicine. *British Medical Journal* 332: 929.

Singer A. 2006. Teufel – Dämonen – Besessenheit – Exorzismus. Aktuelles zu einem umstrittenen Thema – 30 Jahre nach „Tod und Teufel in Klingenberg". *Materialdienst der Evangelischen Zentralstelle für Weltanschauungsfragen* 7: 253–266.

Strauch I. 1958. *Zur Frage der Geistigen Heilung. Ergebnisse einer experimentellen Untersuchung an einem „Geistigen Heiler" und seinen Patienten.* Diss. phil., Freiburg i. Br.

Teut M., Stöckigt B., Homberg C., Besch F., Witt, C. M., Jeserich, F. 2014. Perceived outcomes of spiritual healing and explanations – a qualitative study on the perspectives of German healers and their clients. *BMC Complentary and Alternative Medicine* 14: 240.

Ullmann C. 2006. *Fakten über die „andere Medizin". Zur Kritik der Stiftung Warentest an den komplementären und alternativen Heilverfahren (CAM).* Augsburg: Foitzick Verlag.

Wickert-Institut Tübingen. 1991. Umfrage, auszugsweise veröffentlicht in: *Wiener* (Zeitschrift), Juli 1991.

Wiesendanger H. 1994. *Das große Buch vom geistigen Heilen.* Möglichkeiten, Grenzen, Gefahren. Bern: Lea-Verlag.

Wolf-Braun B. 2003. *Hexerei und Krankheit heute.* In Bruchhausen W. (Ed). *Hexerei und Krankheit. Historische und ethnologische Perspektiven.* Münster/Hamburg/London: LIT-Verlag: 219–244.

Wolf-Braun B. 2014. *Ist der Exorzismus ethisch zu rechtfertigen? Anmerkungen zu Diskursen innerhalb und außerhalb der christlichen Kirchen in Deutschland.* In Wanderer G.; Haker H.; Bentele K. *Religiöser Pluralismus in der Klinikseelsorge. Theoretische Grundlagen, interreligiöse Perspektiven, Berichte aus der Praxis.* Medical Ethics and Health Care Chaplaincy / Medizinethik in der Klinikseelsorge Bd. 4, Berlin: LIT-Verlag: 205–226.

# Die Autorinnen und Autoren

**Dr. phil. Florian Besch** ist freiberuflicher Ethnologe, Trainer und Coach. Er arbeitet zu Themen wie ganzheitliche Gesundheit am Arbeitsplatz und Stressprävention. An der Charité Universitätsmedizin Berlin und dem Südasien-Institut Heidelberg hat er zu asiatischer Medizin und Alternativmedizin in Deutschland geforscht.

**Dr. phil. Anita Chmielewski**, geb. 1952, studierte an der Albert-Ludwigs-Universität Freiburg auf dem zweiten Bildungsweg Volkskunde/Kulturgeschichte, Neuere und Neueste Geschichte und Vor- und Frühgeschichtliche Archäologie. Sie promovierte 1993 bei Prof. Dr. Christoph Daxelmüller mit der volkskundlichen Forschungsarbeit „Heilkundige auf dem Dorf. Studien über laienmedizinisches Wirken von Heilern in Oberschwaben". Am 1. Oktober 1996 übernahm Frau Dr. Chmielewski als Direktorin das Kreismuseum Prinzeßhof in Itzehoe und leitete es bis zu ihrem Ruhestand am 31. Januar 2018.

**Prof. Dr. phil. Martin Dinges**, geb. 1953, Archivar und stellv. Leiter des Instituts für Geschichte der Medizin der Robert Bosch Stiftung (im Ruhestand). Forschungsschwerpunkte Geschichte der Homöopathie und des medizinischen Pluralismus, Gesundheitsgeschichte, Geschlechtergeschichte der Neuzeit.

**Prof. Dr. phil. Christine Holmberg** leitet das Institut für Sozialmedizin und Epidemiologie an der Medizinischen Hochschule Brandenburg Theodor Fontane. Neben der Erforschung von Barrieren optimaler Versorgung aus Patientensicht ist Frau Prof. Holmberg vor allem in der Lehre und Nachwuchsförderung engagiert. Sie verfügt über jahrelange Expertise in patientenorientierter Forschung und verknüpft dabei konsequent qualitative und quantitative Methoden.

**Florian Jeserich** ist Religionswissenschaftler und Medizinethnologe und arbeitet als Referent im „Forum für Ethik und Profilbildung im Gesundheitswesen" (EpiG) der Katholischen Akademie Die Wolfsburg. Sein hauptsächliches Forschungsinteresse gilt dem Zusammenhang von Salutogenese und Religiosität/Spiritualität.

**Prof. Dr. phil. Dr. h.c. Robert Jütte**, geb. 1954, Leiter des Instituts für Geschichte der Medizin der Robert Bosch Stiftung und Honorarprofessor an der Universität Stuttgart. Forschungsschwerpunkte: Sozialgeschichte der Medizin, Geschichte der Homöopathie, Alltags- und Kulturgeschichte der Frühen Neuzeit, jüdische Geschichte. Er ist stellvertreter Vorsitzender des Wissenschaftlichen Beirats der Bundesärztekammer und Herausgeber der Zeitschrift Medizin, Gesellschaft und Geschichte.

**Nadine Kulbe M. A.**, geb. 1979, ist Projektmitarbeiterin am Institut für Sächsische Geschichte und Volkskunde in Dresden. Sie bearbeitet dort derzeit den Nachlass Adolf Spamers.

**Wolfgang Maly**, geb. 1949, entwickelte die Maly-Meditation, eine Gebetsmeditation verbunden mit Autosuggestionen, Visualisierungen und dem Auflegen der Hände. Die Methode, die idealerweise zu zweit oder mit der Familie ausgeübt wird, unterstützt Patienten und ihre Angehörigen. Prof. Karin Meissner von der LMU München untersuchte die Wirkung der Maly-Meditation auf Patienten mit inoperablem Pankreas-Ca. Eine weitere Studie unter Leitung von Prof. Christian Schubert, Universität Innsbruck startet 2019.

**Prof. Dr. phil. Florian G. Mildenberger**, geb. 1973, ist Mitarbeiter am Institut für Geschichte der Medizin der Robert Bosch Stiftung in Stuttgart. Er forscht derzeit zur Geschichte des „Geistigen Heilens" im Rahmen eines Drittmittelprojektes.

**Dr. med. Barbara Stöckigt** ist Ärztin und arbeitet als wissenschaftliche Mitarbeiterin am Institut für Sozialmedizin, Epidemiologie und Gesundheitsökonomie an der Charité – Universitätsmedizin Berlin. Ihre Forschungsinteressen liegen in den Bereichen Komplementärmedizin, Medizinanthropologie und Bewusstseinsforschung.

**Dr. med. Michael Teut** ist Facharzt für Allgemeinmedizin und arbeitet als Wissenschaftler am Institut für Sozialmedizin, Epidemiologie und Gesundheitsökonomie der Charité Universitätsmedizin Berlin. Er forscht zu komplementärmedizinischen Verfahren.

**Prof. Dr. phil. Michael Utsch**, Dipl.-Psychologe, ist in Teilzeit als Referent bei der Ev. Zentralstelle für Weltanschauungsfragen (EZW) in Berlin angestellt und arbeitet in einer niedergelassenen Praxisgemeinschaft als approbierter Psychotherapeut. Bei der psychiatrischen Fachgesellschaft DGPPN leitet er das Referat „Religiosität und Spiritualität", ist mit diesen Themen als Dozent in Weiterbildungsinstituten tätig und unterrichtet als Honorarprofessor für Religionspsychologie an verschiedenen Hochschulen.

**Prof. Dr. Dr. phil. Harald Walach**, geb. 1957, ist Professor an der Medizinischen Universität Poznan, Polen, wo er Achtsamkeit bei internationalen Medizinstudenten unterrichtet, und Gastprofessor an der Universität Witten-Herdecke, wo er philosophische Grundlagen der Psychologie am Department für Psychologie unterrichtet. Ansonsten ist er freiberuflich tätig an dem von ihm gegründeten Change Health Science Institut. Er beschäftigt sich, neben theoretischen Themen, vor allem mit der Frage des Einflusses von Bewusstsein auf Gesundheit und hat sich empirisch mit Fragen der Fernheilung, der Heilung und der Effekte von Placebo beschäftigt.

**Prof. Dr. med. Claudia M. Witt** ist Ärztin und Epidemiologin und leitet eine Forschungsgruppe am Institut für Sozialmedizin, Epidemiologie und Gesundheitsökonomie der Charité – Universitätsmedizin Berlin.

**Dr. phil. Barbara Wolf-Braun**, geb. 1954, ist Mitarbeiterin am Dr. Senckenbergischen Institut für Geschichte und Ethik der Medizin an der Goethe-Universität Frankfurt am Main. Im Rahmen von Drittmittelprojekten forschte sie zum „Geistigen Heilen" in Deutschland in den 1990er Jahren sowie zur Geschichte der Beziehungen zwischen Medizin und Okkultismus bzw. Parapsychologie im Wilhelminischen Kaiserreich und in der Weimarer Republik. Seit 2011 ist sie Geschäftsführerin des Klinischen Ethik-Komitees am Universitätsklinikum Frankfurt.